DR. MED. FLORENCE RANDRIANARISOA

Ein Muskelkater will auch gekrault werden

Hochgeschätzte und
unliebsame Phänomene
unseres Körpers
wissenschaftlich erklärt

INHALT

Alltagssymptome –
was dein Körper dir sagen will

Peinlich, peinlich –
was der Körper einem so antut

Meiner Familie

Ein Wort zuvor

Kennst du das Gefühl? Du sitzt schlapp und krank im Untersuchungszimmer. Du siehst, wie der Mund deines Arztes unverständliche Wörter formt und in den Raum entlässt, die dich darüber aufklären sollen, welches Leiden du hast. Dein Versuch, dem Medizin-Kauderwelsch zu folgen, scheitert kläglich. Selbst wenn du topfit wärst, wüsstest du nicht einmal, wie du die Begriffe buchstabieren sollst. »Ist das sehr schlimm?«, traust du dich in der Hoffnung auf eine einfache Antwort zu fragen. Stattdessen fallen wieder Fachausdrücke. Auch die Miene des Doktors lässt nicht erkennen, wie es um deine Gesundheit steht. Mit einem Pokerface drückt er dir ein Rezept in die Hand. »Gibt es noch Fragen?« Du schüttelst tapfer den Kopf. Erst auf dem Heimweg fällt dir auf, dass du immer noch nicht weißt, was dir eigentlich fehlt.

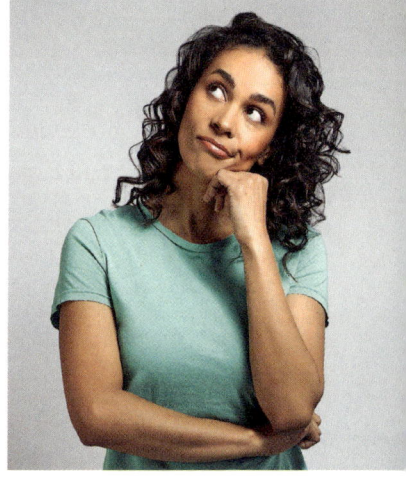

Damit bist du nicht allein. Wie oft habe ich Patientinnen und Patienten erlebt, die mit jedem Wort der Aufklärung immer weiter in sich zusammensanken, ihr Blick auf der Suche nach Hilfe und Erklärung umherschweifend. Gerade als Medizinstudentin und später als frisch gebackene Ärztin bieten Gespräche zwischen Patienten und dienstälteren Ärzten eine sehr gute Gelegenheit, genau zu beobachten, an welcher Stelle der Arzt den Patienten »verliert« und die Kommunikation einseitig zu werden beginnt. Ein Grund dafür ist sicherlich, dass im Krankenhaus wie in der Praxis zu wenig Zeit zur Verfügung steht, um ausführliche Gespräche zu führen. Daneben bleibt wohl kaum aus, dass man – wie in jedem Beruf – so sehr in seinem Thema drin

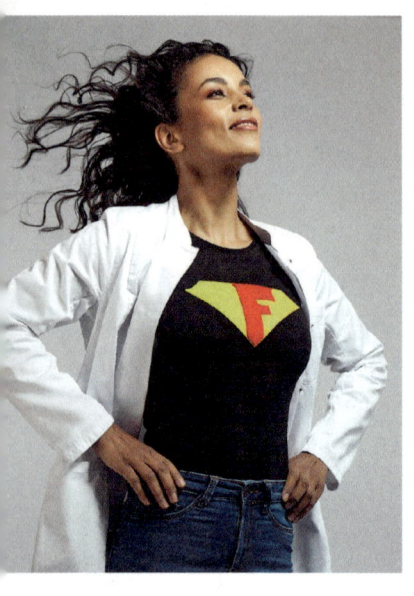

ist, dass man irgendwann den Blick dafür verliert, dass Menschen außerhalb der eigenen Bubble nicht das gleiche Wissen haben wie man selbst. Abgesehen davon ist aber auch nicht immer ersichtlich, ob eine Patientin tatsächlich verstanden hat, was man sagt, oder ob sie einfach höflich nickt, etwa weil sie sich keine Blöße geben möchte. Die Angst, peinliche Fragen zu stellen, ist groß. Hinzu mischt sich oft Ehrfurcht vor dem wehenden weißen Kittel, der die Ärztin mit dem richtigen Licht und dem passenden Soundtrack wie eine Superheldin aussehen lässt.

Bestimmt gibt es auch noch andere Gründe, warum der Kontakt zwischen Arzt und Patient so schwierig ausfällt. Jedenfalls kenne ich diese Situation nicht nur aus Sicht einer Ärztin, sondern weiß selbst gut, wie unangenehm es ist, wenn man sich als Patientin nicht traut, Fragen zu stellen. Dabei gibt es so unglaublich viele faszinierende Dinge, die es über den menschlichen Körper zu wissen gibt. Während meines Medizinstudiums habe ich mir häufig gedacht: »Wissen die Leute, was ihr Körper jeden Tag, jede Minute, ja, jede Sekunde leistet?« Auch heute noch, wenn ich ein neues Thema für ein Video oder einen Text recherchiere, schießt mir oft durch den Kopf: »Wahnsinn! Das müssen andere auch erfahren! Das ist so toll!« Diese Aha-Momente sind es, die mich begeistern und die ich mit anderen gerne teile.

Während der Schulzeit fand ich es immer schade, dass so viel über die ungeschlechtliche und geschlechtliche Vermehrung von Farnpflanzen gelehrt wird, aber so wenig über den menschlichen

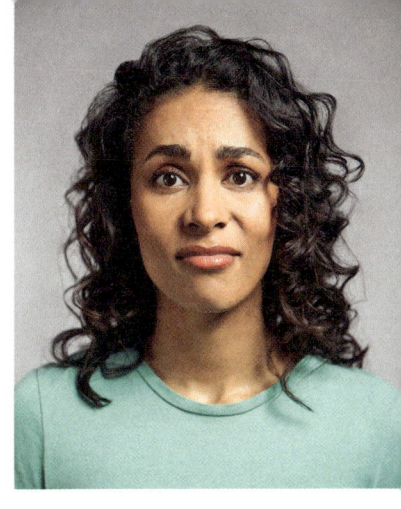

Körper. Ich habe mich damals gefragt, wie der Körper genau funktioniert, warum man eigentlich krank wird und was man tun kann, um das zu vermeiden. Jede neue Erkenntnis hat mich noch mehr fasziniert und Bewunderung genauso wie Dankbarkeit dafür empfinden lassen, was der Körper leistet. Dabei halten wir es viel zu oft für selbstverständlich, dass alles läuft und klappt. Zwar schafft unser Körper eine ganze Menge auf eigene Faust – jedoch schadet es nicht, wenn wir ihn hier und da ein bisschen unterstützen. Genau dabei soll dir dieses Buch helfen, denn ich bin davon überzeugt, dass mehr Wissen und Verständnis ein guter Weg sind, um deiner Gesundheit unter die Arme zu greifen. Gleichzeitig soll das Buch ein bisschen Licht ins Dunkel der fantastischen wie geheimnisvollen Medizin bringen und außerdem einen Blick hinter

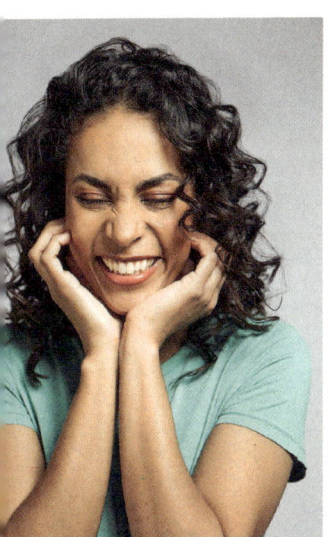

die Kulissen des Arzt-Daseins gewähren. Bevor du mit dem ersten Kapitel beginnst, habe ich noch einen wichtigen Tipp für dich: Eine Prise Humor hier und ein Augenzwinkern da tun nicht nur deiner Gesundheit gut, sondern erleichtern auch die Lektüre.

Viel Spaß dabei!

Dr. med. Florence Randrianarisoa

DEIN KÖRPER –
ein Zuhause

Wo ist dein Zuhause?

Wenn ich dich frage, wo dein Zuhause ist, was antwortest du? Berlin, Köln, Neustadt oder wo auch immer deine Heimat sein mag? Oder nennst du Deutschland, vielleicht auch Europa? Mögliche Antworten gibt es viele. Ich bin mir aber ziemlich sicher, dass du auf die folgende nicht unbedingt gekommen wärst: deinen Körper.

Von Geburt an wird er uns mitgegeben. Gratis. Genauso behandeln wir ihn oft. Als hätte er keinen Preis. Oder besser: Als hätte er keinen Wert. Dabei ist der menschliche Körper alles, aber bestimmt nicht selbstverständlich. Jede Sekunde laufen Tausende von verschiedenen Prozessen parallel ab. Du atmest. Dein Herz schlägt. Dein Gehirn arbeitet. Die Füße tragen dich. Messfühler in deiner Haut registrieren die Umgebungstemperatur. Schweißdrüsen kühlen dich durch das Absondern von Flüssigkeit. Gleichzeitig sprichst du, lachst du und fühlst du Emotionen. All das ist nur möglich, weil in deinem Körper jedes noch so winzige Detail aufeinander abgestimmt ist. Selbst wenn kleine Fehler passieren, gibt es Mechanismen, um sie zu korrigieren. Sicherlich verläuft nicht immer alles reibungslos, aber unser Körper ist verdammt nahe an »perfekt«. Er ist uns nicht nur ein sicheres Zuhause, er hat sogar alles, was eine ganze Stadt bietet: vom Rathaus über ein Energiekraftwerk, einen Park bis hin zur Müllabfuhr.

Lass uns gemeinsam entdecken, was welchem Bereich in deinem Körper entspricht, welche Ecken und Geheimnisse du noch nicht kennst und was du dafür tun kannst, damit dein Zuhause noch vertrauter und gepflegter wird.

Das Gehirn – wer hat hier das Sagen?

Weißt du manchmal nicht, wo dir der Kopf steht? Oder hast du ihn gar schon mal verloren? Vielleicht hast du auch schon einmal etwas auf den Kopf gestellt oder bist manchmal nicht ganz klar im Kopf?

Es gibt jede Menge solcher Redewendungen, was zeigt, wie wichtig der Kopf für uns ist. Nicht nur, weil er so hübsch anzuschauen ist, sondern weil er ein Organ beinhaltet, das alles in unserem Körper regelt und steuert: das Gehirn.

Im Grunde ist das Gehirn die Kommandozentrale, das Rathaus einer Stadt. Hier wird abgewogen, beraten, geplant, es werden Entscheidungen getroffen und Befehle für die Umsetzung ausgesandt. Nur erledigen das nicht der Bürgermeister und die Stadträte, sondern rund 1.300 Gramm Hirn. Kaum zu glauben, dass dieser kleine Klumpen das Sagen über den gesamten Körper haben soll!

Auf den ersten Blick sieht das Gehirn nicht sonderlich beeindruckend aus. Doch darin befinden sich 86 Milliarden Nervenzellen (Neuronen). Jede dieser Zellen hat über zweigartige Fortsätze Kontakt zu anderen Zellen. An den Kontaktstellen, den Synapsen, werden Nervenimpulse in Form von elektrischen Signalen weitergegeben. Sie werden verrechnet und abermals als elektrisches Signal weitergeleitet. Überleg dir mal, wie unfassbar dünn die Fasern von fast hundert Milliarden Neuronen sein müssen, damit sie alle in deinem Kopf Platz haben! Das klingt nach dem Kabelsalat bei einer alten Musikkassette. Trotz des Wirrwarrs funktionieren die Nervenzellen aber – anders als die kaputte Kassette – einwandfrei.

Obendrein herrscht im Gehirn kein Chaos, sondern alles geht sehr geordnet zu. Es ist in Zonen aufgeteilt, von denen jede gewisse Aufgaben hat. Das ist auch der Grund dafür, dass ein Mensch nach einem Schlaganfall oft ganz spezielle Fähigkeiten verliert. Wenn ein bestimmter Bereich nicht mehr ausreichend durchblutet wird, werden die Nervenzellen geschädigt und sterben mit der Zeit ab. Je nachdem, um welches Hirnareal es sich handelt, kann der Betroffene hinterher zum Beispiel den rechten Arm nicht mehr bewegen oder nicht mehr richtig sprechen. Hirngewebe kommt leider nur sehr kurze Zeit ohne Energie und Sauerstoff aus. Nach wenigen

Sekunden werden wir bewusstlos. Nach wenigen Minuten ist der Schaden irreversibel, also nicht mehr umkehrbar. Vielleicht hast du schon mal den Medizinerspruch gehört »Time is brain« – »Zeit ist Hirn«. Das bedeutet: Je schneller dem Patienten geholfen wird, umso besser ist die Prognose nach einem Schaden.

Eben weil das Gehirn so überaus wichtig und empfindlich zugleich ist, hat es Schutzvorkehrungen eingerichtet, um uns zu signalisieren, wenn ihm was nicht passt. Du kennst das bestimmt: Du bist spät dran, willst aber schnell noch das saubere Geschirr in den Schrank räumen. Voller Elan drehst du dich um und – BÄM! – dein Kopf scheppert vor die offen gelassene Schranktür. Du siehst Sternchen. Der Schädel tut weh und du brauchst einen Moment, um wieder halbwegs klar zu werden. Das war der erste Denkzettel deiner Hirnmasse für dich. Die zweite Message kommt ein wenig später: Kopfschmerzen setzen ein. Lass dich aber nicht täuschen. Es ist nicht dein Gehirn selbst, das weh tut. Es kann gar keinen Schmerz spüren, da ihm entsprechende Schmerzrezeptoren fehlen. Was nach dem Stoß so weh tut, kommt von den sensiblen Meningen, den Hirnhäuten. Wie ein fein gesponnenes Seidentuch umgeben diese Bindegewebsschichten das Gehirn, schützen und versorgen es. Gleichzeitig geben sie Form und Halt.

Apropos Form: Das ungewöhnliche, walnussartige Aussehen mit Windungen, Furchen und Spalten hat unser Denkorgan seiner Entwicklung während der Schwangerschaft zu verdanken. Ein Glück, dass da noch ein robuster, ebenmäßiger Schädelknochen drum herum ist und wir als äußerste Hülle ein attraktives Gesicht mit Haut, Augen, Nase und Mund haben!

Aber mal abgesehen vom letzten Platz beim Schönheitswettbewerb – was macht das Gehirn eigentlich so besonders? Da gibt es viele richtige Antworten und noch mehr ungeklärte Fragen. Die Wissenschaft rätselt schon seit Jahrtausenden an diesem mysteriösen Organ herum. Dabei war lange nicht klar, wofür dieses »Ding« überhaupt gut sein soll. Die alten Ägypter entfernten es achtlos bei der Einbalsamierung, gaben dem Toten aber andere Organe wie Lunge oder Leber für das Jenseits mit. Nach langer Forschung und dank modernster Technologien kennen wir inzwischen aber viele faszinierende Fakten über unsere Hirnmasse. Zum Beispiel, dass sie enorm viel Energie benötigt. Obwohl das Gehirn nur zwei Prozent des Körpergewichts ausmacht, verbraucht es ein Fünftel des Gesamtenergiebedarfs unseres Körpers. Sein Stoffwechsel ist dabei unter Normalbedingungen fast ausschließlich auf Glukose – also auf Zucker – und Sauerstoff angewiesen.

Auch spannend: Unser Gehirn ist sich selbst Lehrer und Schüler zugleich. Ein Leben lang begegnen uns neue Herausforderungen. Wir lernen dazu und das Gehirn passt seine Struktur entsprechend an. Es wird umgebaut. Selbst im Erwachsenenalter können Synapsen komplett neu gebildet oder auch gekappt werden. In der Wissenschaft heißt diese Fähigkeit neuronale Plastizität. So kannst du auch im hohen Alter ein Instrument oder Einrad fahren lernen oder dir den Weg zu einem neuen Restaurant merken.

Daneben glauben wir zu wissen, dass wir am Tag etwa 6.000 Gedanken haben (je nachdem, wie man Gedanke definieren möchte). Das klingt sicherlich nach sehr viel und als wären wir äußerst intelligent. Allerdings brauchen wir uns auf unser Köpfchen nicht allzu viel einzubilden: Auf seinem Zenit befindet es sich, wenn wir Anfang bis Mitte 20 sind. Danach geht es allmählich wieder bergab. Erst wird das logische Denken schlechter, dann auch das Erinnerungsvermögen. Wobei hier gesagt werden muss, dass die Geschwindigkeit, mit der das Gehirn arbeitet, lange gleich bleibt. Lediglich die Reaktionszeit steigt an, was wahrscheinlich damit zusammenhängt, dass wir mit dem Älterwerden mehr darauf bedacht sind, Fehler zu vermeiden, und das Gehirn deshalb länger abwägt.

Was außerdem ziemlich ernüchternd sein kann (und doch faszinierend ist!): Das Gehirn scheint Entscheidungen vorzubereiten, bevor uns selbst bewusst wird, was wir wollen. Ein solcher Automatismus ist durchaus sinnvoll. Denn wenn unser Kopf in jedem Moment alles neu analysieren und bewerten müsste, wären die einfachsten Situationen sehr mühsam. Das morgendliche Aufwachen würde dann etwa so aussehen: »Es ist hell. Das bedeutet, es ist Tag. Ich bin im Bett. Die Decke liegt auf mir. Keine Gefahr. Soll ich mein Bein bewegen? Ja, ich möchte mein Bein bewegen. Welches Bein soll ich zuerst bewegen?« Und so weiter.

Unser Gehirn ist außerdem ein Spielverderber. Es ist nur schwer zu beeindrucken. Hast du dich schon einmal gefragt, warum du dich nicht selbst kitzeln kannst? Das liegt daran, dass das Gehirn im Moment des Entschlusses bereits »weiß«, was geschehen wird. Es berechnet den Zeitpunkt der Berührung im Voraus und pegelt die Signale, die von der angepeilten Körperstelle ausgesendet werden, herunter. Dadurch haben unwichtige Informationen weniger Relevanz und unser Kopf kann sich auf das Wesentliche konzentrieren.

Vor allem ist das Gehirn auch dafür da, äußere Reize richtig einzuordnen und zwischen »gefährlich« und »nicht gefährlich« zu unterscheiden. Je schneller es das schafft und zum Beispiel erkennt, ob da eine Liane oder eine Giftschlange über dir schwebt, umso höher ist die Chance, dass du überlebst. Dein Gehirn ist sozusagen dein persönlicher Schutzengel.

Alles Nervensache!

Du erkennst also, dass es sich tatsächlich um eine gefährliche Viper handelt, die vom Baum herabbaumelt. Dein Kopf entscheidet in Windeseile, dass du nicht bleiben und kämpfen, sondern lieber das Weite suchen willst. Der Entschluss allein nützt dir jedoch nichts, wenn du ihn nicht in die Tat umsetzt. Beschlüsse im Rathaus bringen die Stadt nicht weiter, wenn nicht danach gehandelt wird. Dafür werden Boten benötigt, die den Befehl weitertragen, und Straßen, damit das schnellstmöglich passiert. Du brauchst also Nerven. Im wahrsten Sinne des Wortes.

Die Nervenbahnen sind wie das Straßennetz einer Stadt. Hier wird aber nicht gemütlich mit 50 oder – die umweltfreundliche Variante – mit 30 Kilometern pro Stunde gefahren. Sondern die Nervenimpulse sind mit bis zu 400 Kilometern pro Stunde unterwegs. Die Anweisungen werden blitzschnell bis zur entlegensten Körperstelle weitergeleitet, sodass auch der kleine Zeh erfährt, dass es Zeit ist, zu rennen. Diese hohe Geschwindigkeit kommt durch einen Trick zustande, den sich unser Körper hat einfallen lassen. Viele Nervenfasern gleichen Stromkabeln mit einer Kabelummantelung, diese heißt Myelinscheide. Myelin isoliert die Nervenfaser. In bestimmten Abständen ist es aber unterbrochen beziehungsweise eingeschnürt – an den sogenannten Ranvier'schen Schnürringen. Der elektrische Impuls springt von Schnürring zu Schnürring, was ihm ein enormes Tempo verleiht.

Nicht alle Nervenfasern sind gleich. Einige besitzen diese Isolierschicht, andere nicht. Manche kannst du bewusst ansteuern, während wieder andere außerhalb deiner Kontrolle liegen. Letztere sind Teil des autonomen oder vegetativen Nervensystems. Es handelt eigenständig und regelt alle Automatismen im Körper. Dass die Blutgefäße sich verengen oder weiten, dass du schwitzt, dass dein Darm verdaut. Das autonome Nervensystem beschleunigt auch deinen Herzschlag und deine Atmung, um dich leistungsfähiger zu machen, wenn du vor der Schlange fliehen musst. Oder wenn du angespannt mit deinem Vorgesetzten sprichst.

Vielleicht hast du in dem Zusammenhang schon einmal vom parasympathischen und sympathischen Nervensystem gehört. Sie sind Teil des autonomen Nervensystems und oft herrscht Verwirrung, was wofür zuständig ist. Im Grunde ist es ganz leicht. Merk dir einfach Folgendes, daraus kannst du die Wirkungen ableiten:

- Parasympathikus = rest and digest – Ruhe und Verdauung
- Sympathikus = fight or flight – Kampf oder Flucht

Wenn du gerade deine Mittagsmahlzeit hinter dir hast und dich träge fühlst, ist der Parasympathikus am Werk. Willst du hingegen Bestleistungen beim Fußballmatch erbringen, hat der Sympathikus die Oberhand.

Der Vollständigkeit halber und weil die Medizin nun einmal Kategorien liebt, sei hier auch die Einteilung des Nervensystems nach Lage der Nerven erwähnt: Man unterscheidet zwischen dem zentralen Nervensystem (kurz: ZNS, bestehend aus Gehirn und Rückenmark) und dem peripheren Nervensystem (alle Nerven außerhalb des ZNS). Auch wenn das ZNS sich nach einem Alleinherrscher anhört, so ist die Beziehung zwischen den beiden keine Einbahnstraße. Das periphere Nervensystem gibt kontinuierlich Rückmeldung ans ZNS und berichtet über alle Reize, die auf dich einwirken. Über die blendende Sonne, das eiskalte Meerwasser oder den Stein auf dem Gehweg. Anhand dieser Informationen kann das ZNS eine entsprechende Reaktion planen. Der Befehl wird dann wiederum über das periphere Nervensystem an den entsprechenden Muskel weitergesandt. Daraufhin kneifst du die Augen zusammen, verschiebst den Badetermin oder setzt den Fuß schnell woanders auf.

Blut ist dicker als Wasser

Neben einem funktionierenden Straßennetz ist noch etwas anderes fundamental wichtig für eine Stadt: die Wasserversorgung.

100.000 Kilometer – das ist die Länge aller Blutgefäße in unserem Körper. Aneinandergereiht würden sie zweieinhalbmal um die Erde passen. Sie transportieren über das Blut Nähr- und Botenstoffe sowie Sauerstoff, und zwar in alle Organe, Gewebe und jede noch so kleine Zelle des Körpers. Ist die Ware am Zielort angekommen und abgeliefert, gibt es im Tausch Abfallstoffe, die über verschiedene Organe entsorgt werden. Zum Beispiel gelangt das Kohlendioxid mit dem Blut zur Lunge, wird hier abgeatmet und gegen Sauerstoff ausgetauscht. Das sauerstoffhaltige Blut wird wieder durch den Körper gepumpt, und alles beginnt von vorn. Fünf Liter Blut fließen so durch den Körper. Immer und immer wieder.

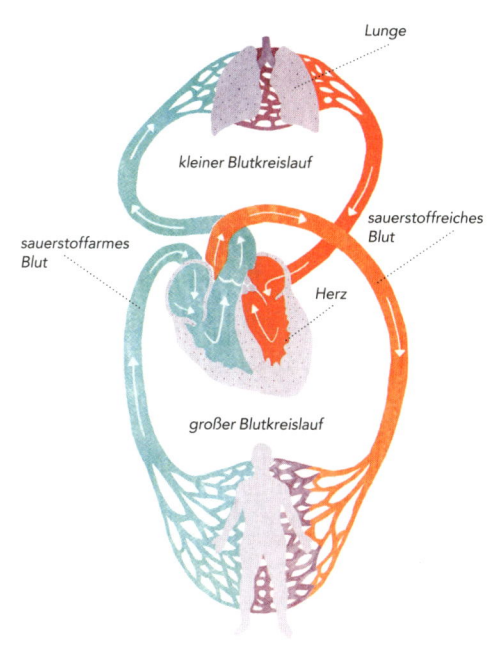

Je nachdem, wo gerade Not am Mann ist, können sich die Blutgefäße weiten oder verengen und so ein Gewebe mehr oder weniger versorgen. Während deines postprandialen Tiefs (das ist die Müdigkeit, die nach einer üppigen Mahlzeit aufkommt) fühlst du dich deshalb so schläfrig, weil das Blut samt Sauerstoff und Nährstoffen benötigt wird, die Verdauungsorgane zu versorgen. Für dein Gehirn stehen weniger Ressourcen zur Verfügung, weshalb du mental schlapp machst. Aus demselben Grund wirst du jetzt auch Probleme haben, einen Marathon zu laufen. Ein Nickerchen ist dann nicht die schlechteste Idee.

Die Blutbahnen mit der Wasserversorgung zu vergleichen, dient hier übrigens nur dem Zweck, dass du dir »deine Stadt« besser vorstellen kannst. Unser Lebenssaft besteht etwa zur Hälfte aus Wasser und zur anderen Hälfte aus Zellen. Die Redewendung »Blut ist dicker als Wasser« stimmt also in der Tat. In einem Blutstropfen befinden sich nämlich Millionen von Zellen. Das sind größtenteils rote Blutkörperchen (Erythrozyten), die hauptsächlich Sauerstoff und Kohlenstoffdioxid transportieren. Die weißen Blutkörperchen (Leukozyten) sind wichtig für die Immunabwehr. Die Blutplättchen (Thrombozyten) wiederum sorgen dafür, dass es aufhört zu bluten, wenn du dich in den Finger geschnitten hast.

Warum fließt Blut?

Flüsse fließen flussabwärts. Dafür ist ein Gefälle verantwortlich, also letztlich die Erdanziehung. Warum aber fließt Blut? Wenn es ebenfalls dieser Kraft folgen würde, dann würde es im unteren Körperende versacken und wir müssten uns alle paar Minuten auf den Kopf stellen, damit es wieder zurückfließt. Damit wir nicht abwechselnd auf Füßen und Händen durchs Leben laufen müssen, gibt es ausgeklügelte Mechanismen.

Blut abnehmen für Profis

Falls du planst, zu einer Hollywoodlegende zu werden, solltest du folgenden Kardinalfehler vermeiden: In Filmen ist häufig zu sehen, wie die Nadel beim Blutabnehmen rechtwinklig in die Ellenbeuge gestochen wird. Damit kommst du aber nicht weit. Du stichst durch die Ader hindurch und erhältst kein Blut.

So wird es was mit dem Blutabnehmen: Der medizinisch korrekte Winkel beim Einstich beträgt 30 Grad. Noch etwas Feingefühl und ein cooler »Ich bin Arzt, ich weiß, was ich tue«-Blick dazu und die Filmwelt liegt dir zu Füßen!

Um den Weg nach oben entgegen der Schwerkraft zurückzulegen, haben wir insbesondere die sogenannte Muskelpumpe. Wenn sich die umliegenden Muskeln zusammenziehen, werden die Venen komprimiert und das Blut wird vorwärtsgeschoben. Ein Rückfluss wird durch Klappen in den Gefäßen, die sich schließen können, verhindert. So gibt es nur eine mögliche Richtung für die Strömung.

Dieses Prinzip zu kennen, ist im OP-Saal sehr hilfreich. Operationen können mehrere Stunden dauern, und wenn du ein frischgebackener Medizinstudent bist, kann dir eine Minute wie eine halbe Ewigkeit vorkommen. Insbesondere dann, wenn deine einzige Aufgabe »Haken halten« ist. Ein Hakenhalter versucht krampfhaft, mit – wie es der Name bereits verrät – Operationshaken die Wunde so offen zu halten, dass Operateur und Assistent beim Arbeiten genügend Sicht und Raum haben. Da der Platz am OP-Tisch begrenzt ist und mindestens zwei weitere Personen am Körper arbeiten, muss der Hakenhalter sich möglichst klein machen. Oder noch besser: sich ganz in Luft auflösen!

In ebendieser Situation des stundenlangen Verharrens ohne jegliche Flüssigkeitsaufnahme wird vor allem ungeübten Hakenhaltern zwangsläufig schwarz vor Augen. Um nicht vornüber umzukippen und das OP-Areal unsteril zu machen (eine Todsünde in der Medizin!), solltest du es gar nicht erst so weit kommen lassen. Was jetzt hilft: die Muskelpumpe! Du kannst abwechselnd die Wadenmuskulatur an- und entspannen, indem du unauffällig von einem Bein auf das andere trittst. Und voilà: Dein Blutfluss wird angeregt, eine Ohnmacht verhindert und deine Würde ist gerettet.

Kann ein Herz brechen?

Wer gibt aber eigentlich den Startschuss, damit das Blut fließt? Hierfür hat sich die Natur ein faustgroßes Organ ausgedacht, das unaufhörlich arbeitet und für uns Menschen so besonders ist, dass wir dafür sogar ein eigenes Symbol erfunden haben. Das Herz.

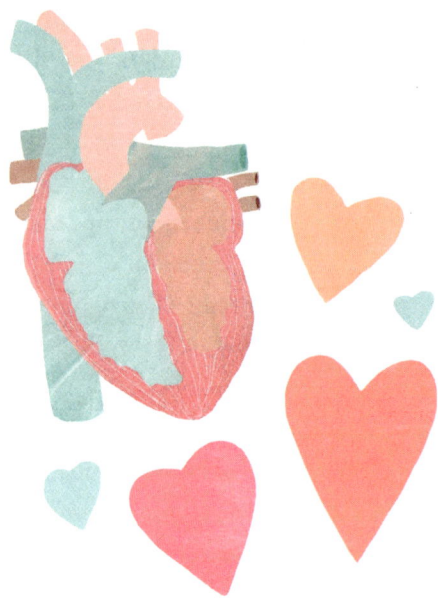

Woher kommt das Herzsymbol?

Ist dir schon einmal aufgefallen, dass das Herzsymbol gar nicht aussieht wie ein echtes Herz? Warum malen wir das dann aber so?

Das Symbol ist etwa 3.000 Jahre alt, in Griechenland und in Afghanistan wurden damals Wein- und Efeublätter so dargestellt. Der Weingott Dionysos ist der Gott des Rausches, der Lebenslust und der Fruchtbarkeit. Efeublätter wiederum können bis zu 400 Jahre alt werden und behalten auch im Winter ihre grüne Farbe, sie gelten als Sinnbild für ewige Liebe.

Im Laufe der Zeit wurde aus den Darstellungen dieser Blätter mit ihrer jeweiligen Bedeutung das Herzsymbol, wie wir es heute kennen.

Das Herz zieht sich zusammen und drückt so das darin enthaltene Blut in den Blutkreislauf. Diese Phase der Anspannung und Austreibung heißt in der Medizin Systole. Wenn das Herz wieder erschlafft und sich erneut mit Blut füllt, spricht man von der Diastole. Etwa 60- bis 80-mal pro Minute pumpt das Herz in Ruhe. Zum Vergleich: Das Herz eines Kolibris schafft 500 Schläge pro Minute; unseres, wenn wir Sport machen, immerhin bis zu 200 Schläge, und damit liegen wir deutlich über dem, was die Große Teichmuschel zu bieten hat, deren Herz vier- bis sechsmal pro Minute schlägt.

Den Impuls, zu schlagen, bekommt das Herz von einem Taktgeber, dem Sinusknoten. Das ist eine Ansammlung von speziellen Herzmuskelzellen, die in regelmäßigen Abständen elektrische Signale aussenden. Der Befehl verteilt sich über das gesamte Herz und bringt die anderen Muskelzellen dazu, zu kontrahieren. Auf diese Weise werden am Tag etwa 7.000 Liter Blut durch unseren Körper gepumpt. Das ist so viel, wie in 40 Badewannen passt. Dabei versorgt das Herz nicht nur den restlichen Körper mit Blut, sondern auch sich selbst. Über die Herzkranzgefäße gelangt das sauerstoff- und nährstoffreiche Blut bis zu den äußeren Schichten des Herzmuskels. Diese Herzkranzgefäße heißen auch Koronararterien, weil sie sich wie eine Korona, ein Kranz, um das Herz herum legen.

Manchmal funktioniert das allerdings nicht ganz so gut. Wenn ein Stau entsteht und sich ein Herzkranzgefäß oder eine seiner feinen Abzweigungen verschließt, bekommen die Herzmuskelzellen in dem entsprechenden Bereich nicht mehr genügend Blut. Ähnlich wie Hirnnervenzellen bei einem Schlaganfall nehmen auch die Herzmuskelzellen mit der Zeit Schaden und sterben allmählich ab. Dann können typische Symptome eines Herzinfarkts auftreten. Die in der Tabelle aufgeführten Anzeichen sollten dich aufhorchen lassen.

Anzeichen für einen Herzinfarkt	
Mann	Frau
Plötzliche starke Schmerzen im Brustkorb	Eher Druck- oder Engegefühl im Brustkorb
Ausstrahlen der Schmerzen in Arme, Hals, Kiefer, Oberbauch	Rückenschmerzen, Schmerzen im Oberbauch
Atemnot, Kurzatmigkeit	Atemnot, Kurzatmigkeit
Schweißausbrüche	Schweißausbrüche
Todesangst	Übelkeit und Erbrechen

Dir fällt bestimmt auf, dass bei den beschriebenen Anzeichen für einen Herzinfarkt zwischen Mann und Frau unterschieden wird. Das wissen viele nicht, und weil ein Infarkt bei Frauen ganz andere Symptome hervorrufen kann als bei Männern, wird er auch schwerer erkannt und viel seltener behandelt, was wiederum die Prognose für Frauen insgesamt verschlechtert. Wichtig ist außerdem: Erste

Anzeichen können schon 24 bis 48 Stunden vor dem eigentlichen Ereignis auftreten. Wenn dir also solche Beschwerden bei dir oder bei jemand anderem begegnen, dann zögere nicht, sondern wähle sofort den Notruf!

Das Tückische ist, dass sich hinter den typischen Symptomen eines Herzinfarkts auch eine ganz andere Erkrankung verstecken kann. Glaubst du mir, wenn ich dir sage, dass ein Herz brechen kann?

Stelle dir vor, wir schreiben ein Elektrokardiogramm – also eine Untersuchung von den elektrischen Aktivitäten am Herzen – und sehen Veränderungen, die denen eines Herzinfarkts gleichen. Auch die Laborwerte passen dazu, denn der Troponinwert ist erhöht. Troponin ist ein Eiweiß, das im Herzmuskel vorkommt. Wenn die Herzmuskelzelle geschädigt wird, zum Beispiel bei einem Infarkt, spiegelt sich das in einer erhöhten Konzentration von Troponin im Blut wider.

Bei der nächsten Untersuchung, der Herzkatheterisierung, wird ein feiner Schlauch über ein Blutgefäß in der Leiste oder im Arm bis zum Herzen vorgeschoben. Dort wird dann ein Kontrastmittel – eine Art Farbstoff – freigesetzt, das durch eine spezielle Kamera sichtbar wird. So kann man sehen, ob die Gefäße verändert, verengt oder sogar verschlossen sind. Wie ein verstopftes Rohr, das nicht mehr richtig funktioniert – eben wie bei einem Herzinfarkt.

Aber komisch – in unserer Untersuchung ist nichts verstopft. Alles ist in Ordnung. Bis auf eine Sache: Die Spitze des Herzens ist ausgebeult, so ähnlich wie eine alte Jeans. Und sie steht still. Eigentlich sollte sie sich bewegen und Blut pumpen, genauso wie der Rest des Herzens. An dieser Stelle tut sich aber rein gar nichts. Das Blut steht still. Dieses Bild erinnert an eine alte japanische Falle, mit der früher Tintenfische gefangen wurden. Tako-Tsubo heißt sie. Und so heißt auch die Erkrankung, die wir zuerst für einen Infarkt gehalten haben: Tako-Tsubo-Kardiomyopathie. Das ist ein Leiden des Herzmuskels, das auch Broken-Heart-Syndrom genannt wird. Es tritt

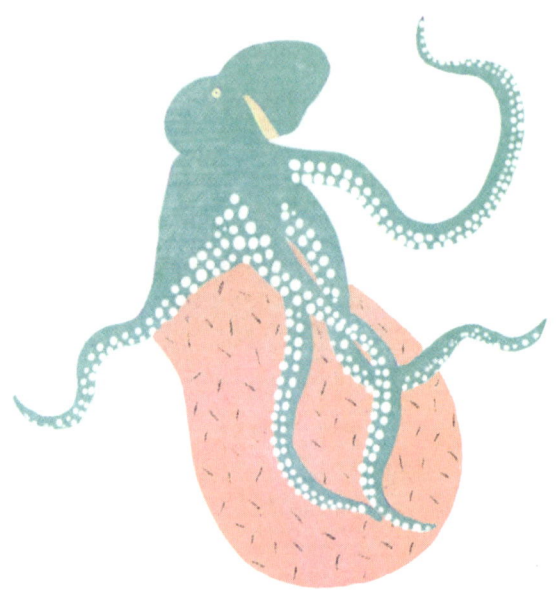

häufig nach schwerem emotionalen Stress auf. Zum Beispiel dann, wenn wir einen geliebten Menschen verlieren oder schlimmen Streit haben. Aber nicht nur seelischer Stress, sondern auch starke körperliche Belastungen wie eine Operation können die Krankheit auslösen. Und selbst eigentlich schöne Ereignisse wie ein Heiratsantrag oder ein Lottogewinn können das Herz derart krank machen.

Wie entsteht aber eine so seltsame Erkrankung? Die Wahrheit ist: Man weiß es nicht. Die Medizin forscht noch immer sehr intensiv am Broken-Heart-Syndrom. Eine Erklärung könnte sein, dass der Herzmuskel geschädigt wird, weil sehr plötzlich eine hohe Menge an Stresshormonen freigesetzt wird. Stresshormone, wie zum Beispiel Adrenalin und Noradrenalin, sorgen dafür, dass das Herz stärker und schneller schlägt. Das klingt eigentlich gut, doch du musst wissen: Wenn ein Herz zu viele Stresshormone abbekommt, dann kann es irgendwann nicht mehr richtig arbeiten, sondern verkrampft.

Einen weiteren Hinweis gibt folgender interessanter Fakt: Am Broken-Heart-Syndrom erkranken größtenteils Frauen nach der Menopause. Womöglich hat das etwas mit den weiblichen Hormonen zu tun, genauer gesagt mit dem Östrogen. Es schützt Herz und Gefäße. Mit dem Eintreten der Wechseljahre herrscht ein Östrogenmangel, was das häufigere Auftreten der Erkrankung bei älteren Frauen erklären könnte. Dennoch sind auch Fälle bei jungen Menschen und selbst bei Babys beschrieben. Sehr interessant ist dabei auch, dass es zwischen den Geschlechtern einen entscheidenden Unterschied gibt, was das Broken-Heart-Syndrom auslöst: Bei Frauen ist es meistens emotionaler Stress, bei Männern hingegen körperlicher Stress, zum Beispiel ein Unfall oder eine Infektion.

Nimm also körperliche und seelische Belastungen nicht auf die leichte Schulter, gib gut auf dein Herz acht! Denn es kann brechen.

Dein Wald – einmal tief durchatmen

Was wäre eine Stadt ohne Grün? Berlin ohne Tiergarten, München ohne den Englischen Garten oder New York ohne den Central Park? Nicht auszudenken! Genauso eine Grünanlage, einen Wald, braucht und besitzt unser Körper auch. Ein Organ, das uns Leben einhaucht: die Lunge.

Mit jedem Atemzug gelangt ein halber Liter Luft in unsere Lunge. Ein Fünftel davon ist ein Gas, das unsere Lebensgrundlage bildet: Sauerstoff. Mit seiner Hilfe gewinnen unsere Körperzellen Energie. Bevor der Sauerstoff aber überhaupt dort ankommt, wo er gebraucht wird, legt er einen langen Weg zurück. Dieser beginnt mit dem Einatmen durch den Mund oder die Nase, führt vorbei an Nasenhärchen und Schleimhaut, die die Luft reinigen, erwärmen und anfeuchten. Es geht weiter durch den Rachen, vorbei am Kehlkopf in die Luftröhre. Die teilt sich in zwei Äste, die beiden Hauptbronchien, die in den rechten beziehungsweise linken Lungenflügel führen und sich dort immer weiter in Bronchien und Bronchiolen aufteilen. Diese feinen Verästelungen enden letztlich in den Lungenbläschen, den Alveolen. 300 Millionen hast du davon, die zusammen eine respiratorische Oberfläche von 100 Quadratmetern bilden. Stell dir vor: Deine Haut entspricht gerade mal der Fläche eines Strandtuchs. Im Inneren deines Brustkorbs ist hingegen genügend Platz, um Tennis zu spielen!

In den Alveolen findet der berühmte Gasaustausch statt. Sauerstoff geht aus der Atemluft ins Blut über. Um es den Molekülen möglichst leicht zu machen, ist die Wand der Lungenbläschen nur ein Mikrometer dick. Wenn du ein Kopfhaar von dir nimmst und es 60-mal spaltest, siehst du, wie hauchdünn das ist.

Im Austausch für Sauerstoff (O_2) wandert Kohlenstoffdioxid (CO_2) aus dem Blut in die Luft in der Lunge und wir atmen es aus. Sehr zur Freude von sympathischen Lebewesen wie Mücken. Sie wittern unser ausgeatmetes CO_2 und finden uns so auch in der

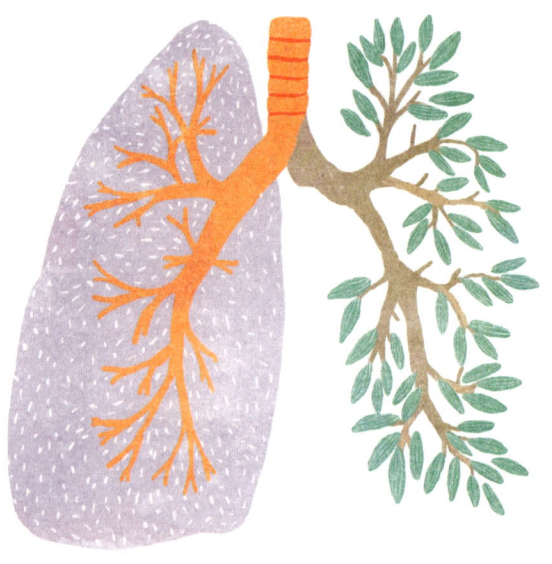

Asthma – wenn das Atmen schwerfällt

Bei Asthma sind die Bronchien überempfindlich und reagieren auf eigentlich harmlose Reize mit einer Abwehrreaktion. So werden Tierhaare, Pollen oder bestimmte Nahrungsmittel plötzlich zum Feind. Es geht los mit Husten und Atemnot und in der Brust macht sich ein Engegefühl breit. Auch kalte Luft, körperliche Belastung und Stoffe wie Mehl oder Holzstaub können einen Asthmaanfall auslösen, genauso wie Tabakrauch oder Atemwegsinfekte. Dabei werden Zellen der Immunabwehr in der Bronchialschleimhaut aktiviert. Die Muskulatur in den Bronchien verkrampft, wodurch sich die Atemwege verengen. Die Schleimhaut schwillt an und produziert zähen Schleim. Der Betroffene hustet und beim Atmen sind pfeifende Geräusche zu hören.

Dunkelheit. Ausgeschaltetes Licht in einer lauen Sommernacht hält daher höchstens Motten fern, leider aber keine Stechmücken.

Unsere Lunge gleicht also einem großen Park oder einem Wald, der die Stadt belüftet und für frischen Wind sorgt. So wie ein Baum ist aber auch unser Atemorgan anfällig für verschiedenste Störfaktoren. Angefangen mit einer einfachen Erkältung über Bronchitis und Lungenentzündung bis hin zu chronischen Leiden. Seit Jahren nehmen Lungenerkrankungen weltweit zu. Ganz vorn mit dabei: Asthma bronchiale. Es gilt oft als Erkrankung, die nur nerdige, unsportliche Kinder bekommen. Doch dieses Klischee ist alles andere als zutreffend. In Deutschland leiden fünf Prozent der Erwachsenen unter Asthma. Bei Kindern ist die Häufigkeit sogar doppelt so hoch, sodass Asthma die am weitesten verbreitete chronische Erkrankung im Kindesalter ist.

Das Interessante ist, dass vielen Menschen trotz der typischen Beschwerden gar nicht bewusst ist, dass es sich um Asthma handeln könnte. Denn die Erkrankung ist oft als Kinderkrankheit in unseren Köpfen verankert. Häufige Atemwegsinfekte, ein Druckgefühl im Brustkorb, wiederkehrender Husten oder ständiges Räuspern – all das ergibt zunächst wenig Sinn. Bis du eines Tages bei deiner Hausärztin sitzt und dir alles aus dem Gesicht fällt, wenn du hörst: »Sie haben Asthma.« – »Ich? Asthma? Kann nicht sein. Ich war als Kind immer gesund.«

Asthma kann aber auch erst im Erwachsenenalter zum Vorschein kommen. Beschwerden solltest du deshalb ernst nehmen und deine Lunge mit größter Sorgfalt behandeln. Nur wenn sie richtig funktioniert, kann auch der Rest arbeiten. Denn der Sauerstoff, den wir einatmen, ist die Basis für unsere Lebensprozesse, ebenso der Austausch von CO_2.

Gleichzeitig lässt der Sauerstoff uns aber auch altern und zerfallen. Ganz langsam, ohne dass wir es richtig bemerken.

Sauerstoff – Fluch und Segen zugleich

Die meisten unserer Zellen besitzen ein eigenes Kraftwerk. Oder vielmehr Tausende davon: die sogenannten Mitochondrien. Bestimmt sind sie dir ein Begriff. Im Biologieunterricht in der Schule dürfen wir Mitochondrien rauf und runter malen. So richtig gut erklärt wird aber meistens nicht, warum die so wichtig sind. Es fallen stattdessen Worte wie »Energiefabrik«, »Adenosindiphosphat«, »Adenosintriphosphat«. Und spätestens jetzt hat dein Kopf abgeschaltet, weil alles irgendwie gleich klingt. Doch was passiert da eigentlich genau?

Die Hauptaufgabe der Mitochondrien ist es, Adenosintriphosphat (kurz: ATP) zu bilden. ATP ist der Treibstoff für unsere Zellen. Ohne ihn läuft im Körper nichts, was wiederum bedeutet: Ohne

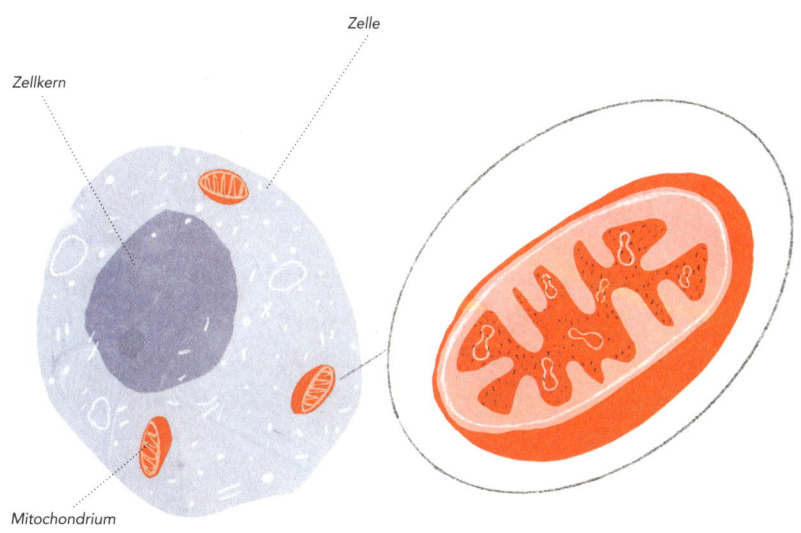

Zelle

Zellkern

Mitochondrium

Mitochondrien würdest du sofort tot umfallen. Bei der ATP-Bildung in der Zelle wird Sauerstoff benötigt, der Löwenanteil davon wird bei diesem Vorgang in unschädliches Wasser umgewandelt.

Allerdings nicht alles. Aus einem Teil entstehen reaktive Sauerstoffspezies, oft vereinfacht als freie Radikale bezeichnet. Das sind Verbindungen mit einem zusätzlichen Elektron, was sie sehr reaktionsfreudig macht. Spielgefährten finden sich schnell in den Fetten, Eiweißbausteinen, also Proteinen, und der DNA in der Zelle. Reaktionen laufen unkontrolliert ab und die Bausteine werden geschädigt. Dieser oxidative Stress verändert unter anderem unser Erbgut, die DNA mutiert also. Durch beschädigte Fettsäuren kann auch die Blutgefäßerkrankung namens Atherosklerose entstehen, die wiederum zu einem Herzinfarkt führen kann. Freie Radikale schädigen die Zellmembran und einfachste Abläufe in der Zelle gehen schief. Deshalb werden Altern und viele Krankheiten wie Diabetes mellitus, Morbus Alzheimer, Parkinson oder Krebs mit oxidativem Stress in Verbindung gebracht.

So seltsam das jetzt aber klingen mag: Reaktive Sauerstoffspezies und freie Radikale sind auch nützlich und sogar lebenswichtig. Wir brauchen sie zum Beispiel bei der Abwehr von Krankheitserregern. Mit ihrer Hilfe können Zellen der Immunabwehr Keime besser verdauen und abbauen. Ein gewisses Level an oxidativem Stress ist für ein intaktes Immunsystem also notwendig. Und genau das ist das Wundervolle an unserem Körper: Zwischen Schwarz und Weiß gibt es viele verschiedene Schattierungen. Alles hat zwei oder auch mehr Seiten.

Gut gekaut ist halb verdaut

Ein Rathaus, ein Kraftwerk, Straßen, Wasserversorgung, ein Park – so langsam nimmt unsere Stadt Gestalt an. Sie baut sich aber nicht von selbst. Woher kommen die Bausteine, die dafür gebraucht werden, und wer verarbeitet sie?

Der erste Teil der Frage ist leicht beantwortet. Das Baumaterial für unseren Körper kommt wie beim Bau einer Stadt aus der Natur. Mit dem Unterschied, dass wir nicht Steine und Holz benötigen, sondern – wer hätte es gedacht – Nahrung. Diese wird vom Körper aufgenommen, zerkleinert und verwertet. Sie wird verdaut.

Los geht es im Mund: Der Happen wird von Enzymen wie Alpha-Amylase im Speichel angedaut. Durch Beimischen von Wasser und Schleimstoffen gleitet er dann leichter die Speiseröhre hinunter. Wie ein Schlauch verbindet sie den Rachen mit dem Rest des Verdauungstrakts und hat drei Engstellen. Die erste und engste Stelle ist der Ösophagusmund mit dem wunderschönen Namen Constrictio pharyngooesophagealis. Ein Begriff, an den du spätestens dann denken wirst, wenn du das nächste Mal einen zu großen Bissen herunterschluckst und es sich anfühlt, als würde er im Hals stecken bleiben. Genau deshalb ist diese Engstelle so schmal: Damit du schnell merkst, dass du nicht ausreichend gekaut hast.

An der zweiten Engstelle drücken der Aortenbogen und der linke Hauptbronchus gegen die Speiseröhre, die dritte entsteht beim Durchtritt durch das Zwerchfell. Auch diese Engstelle hat einen Sinn. Zusammen mit einer spiralförmig angeordneten Muskulatur und einem Venengeflecht verhindert sie das Zurücklaufen von Magensaft. Wenn dieser Verschlussmechanismus nicht richtig funktioniert, bekommen wir Sodbrennen. Das saure Aufstoßen und Brennen hinter dem Brustbein ist nicht nur unangenehm, sondern kann auch ernste Folgen haben. Die Schleimhaut der Speiseröhre ist nämlich nicht dafür ausgelegt, dem sauren Magensaft dauerhaft standzuhalten. Wenn der Saft immer wieder zurückfließt, schädigt er mit der Zeit die Oberfläche beziehungsweise die Zellen der Schleimhaut. Entzündungen, Geschwüre und narbige Verengungen der Speiseröhre sind die Folge, die Zellen können sogar entarten, sich also zu Krebszellen umwandeln. Zwar passiert das alles nicht über Nacht. Trotzdem tut es deiner Speiseröhre gut, wenn du sie nicht überforderst.

Das tut deiner Speiseröhre gut
- Setze abends auf leichte Kost.
- Vermeide üppige Mahlzeiten.
- Verzichte auf fettiges Essen, Alkohol und Rauchen.
- Wenn du vor allem nachts Beschwerden hast, dann schlafe mit leicht erhöhtem Oberkörper.

Warum der Magen knurrt

Wenn der Happen deine enge Speiseröhre passiert hat, eröffnet sich ihm eine ganz neue, ganz andere Welt: die faltigen, aggressiven Tiefen des Magens. Hier bleibt das Essen erst einmal eine Weile. Je nachdem, was du gegessen hast, ist die Verweildauer unterschiedlich lang. Leicht verdauliches Obst und Gemüse bleibt nur ein bis zwei Stunden, ein Schmorbraten verbringt hingegen bis zu acht Stunden im Magen.

Hier geht der Überlebenskampf los. Plötzlich greift Salzsäure an und senkt den pH-Wert auf 2 bis 3, was so sauer wie der Saft einer Zitrone ist. Die Säure tötet alles, was nicht hierhingehört. Krankheitserreger haben (fast) keine Chance. Die Säure ist außerdem dafür da, Proteine aus der Nahrung zu denaturieren. Das Enzym Pepsin baut die Eiweiße ab und der Intrinsic-Faktor mischt sich hinzu,

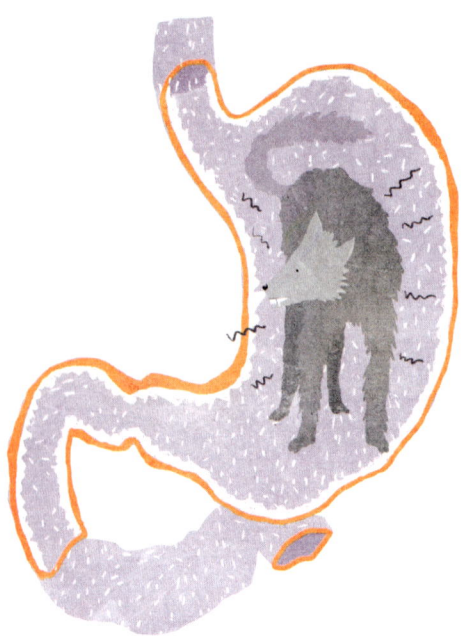

um dafür zu sorgen, dass zu einem späteren Zeitpunkt im Dünndarm Vitamin B_{12} aufgenommen werden kann.

Bei diesem Killer-Verdauungssaft ist es erstaunlich, dass sich der Magen nicht auch selbst verdaut. Das schafft er, weil sein Inneres von einem schützenden Schleimteppich überzogen ist. Dazu neutralisiert das basische Bikarbonat den Magensaft und die Zellen im Magen erneuern sich ständig. Wenn hier aber irgendetwas durcheinandergerät, zum Beispiel durch eine bakterielle

Infektion oder durch bestimmte Medikamente, kann es tatsächlich passieren, dass unser Magen anfängt, sich selbst zu verdauen. Das nennt man dann Magengeschwür.

Der Magen ist sehr dehnbar. Er fasst fast zwei Liter. Stell dir nur vor, wie viel Kuchen dort hineinpasst! Ähm, ich meine natürlich Salat. Nachdem die Nahrung richtig mit dem Magensaft vermischt wurde, wandert sie weiter in Richtung Magenausgang. Dafür kontrahieren die kräftigen Muskeln in der Magenwand wellenartig und befördern den Inhalt in den Dünndarm. Doch auch wenn der Magen leer ist beziehungsweise wenn du länger nichts gegessen hast, bewegt sich die Muskulatur. Dadurch werden geschluckte Luft und Speichel sowie Schleim hin und her gedrückt, was so klingt, als hättest du einen Wolf verschluckt.

Das Gefühl, etwas essen zu müssen, kommt unter anderem vom Magen. Er produziert das Hormon Ghrelin, das dem Hungerzentrum im Gehirn Signale sendet. Dadurch weiß dein Körper: Es ist Zeit, etwas zu essen. Nach der Mahlzeit sinkt der Ghrelinspiegel wieder, du bist satt.

Fun Fact
Vielleicht gehörst du zu den Menschen, die »hangry« werden, also gereizt, weil sie hungrig sind. Das ist ein verbreitetes Phänomen. Wenn der Blutzuckerspiegel fällt, gibt es eine Hunger-Meldung ans Gehirn. Dein Körper gerät unter Stress und schüttet Stoffe wie Adrenalin und Cortisol aus. Dieser Mix aus Hungergefühl und Stress macht dich dann »hangry« – alles und jeder bringt dich auf die Palme. Was dagegen hilft: Essen!

Dünndarm – von der Baustelle zum Bauwerk

Schokolade, Torte, Pizza – egal wonach du in deinem Hungergefühl greifst, alles wird im Magen durchmischt. Er ist wie ein riesiger Lastwagen, der mit allerlei Baustoffen auf der Baustelle steht. Der Löwenanteil der Arbeit findet aber im Dünndarm statt. Wie ein Bauleiter sortiert er die Materialien beziehungsweise zerkleinert und resorbiert er die Eiweiße, Kohlenhydrate und Fette.

Der Dünndarm ist fünf Meter lang. Fünf Meter – stell dir das mal vor! Zusammengekräuselt liegen die Dünndarmschlingen im Bauch und füllen ihn fast vollständig aus. Am Ende gehen sie in den Dickdarm über, und zwar an einer Stelle, die den eindrucksvollen Namen »Bauhin-Klappe« trägt. Du siehst: In der Medizin sind nicht nur ultralange lateinische Begriffe beliebt, sondern auch solche, die den Namen des Entdeckers tragen. Medizinstudierenden bereitet das Pauken deshalb besonders viel Freude. Sie dürfen sich nicht nur die deutschen und lateinischen Bezeichnungen merken, sondern oft auch sämtliche Eigennamen. Ileozäkalklappe, Valva ileocaecalis und Bauhin-Klappe beschreiben somit ein und dieselbe Struktur. Vermutlich weil Dünndarmausgangsschleimhautfalte nicht elegant genug klingt. Oder vielleicht verhält es sich wie mit zweiten und dritten Vornamen, die die Einzigartigkeit des neugeborenen Kindes unterstreichen?

Bei der Dünndarmschleimhaut wiederholt sich dieses Prinzip der Namensgebung jedenfalls gleich mehrmals. Die Lieberkühn-Krypten oder Glandulae intestinales sind Einsenkungen, die zwischen Ausstülpungen liegen, auch Zotten oder Villi intestinales genannt. Unter dem Mikroskop sieht der Querschnitt ein bisschen aus wie die Borsten einer Bürste. Diese Borsten wiederum sitzen selbst auf einer gefalteten Unterlage. Diese Unterlage, die Kerckring-Falten oder Plicae circulares, sind nichts anderes als Schleimhautfalten. Das klingt total kompliziert, dient aber ganz einfach dazu, dass die

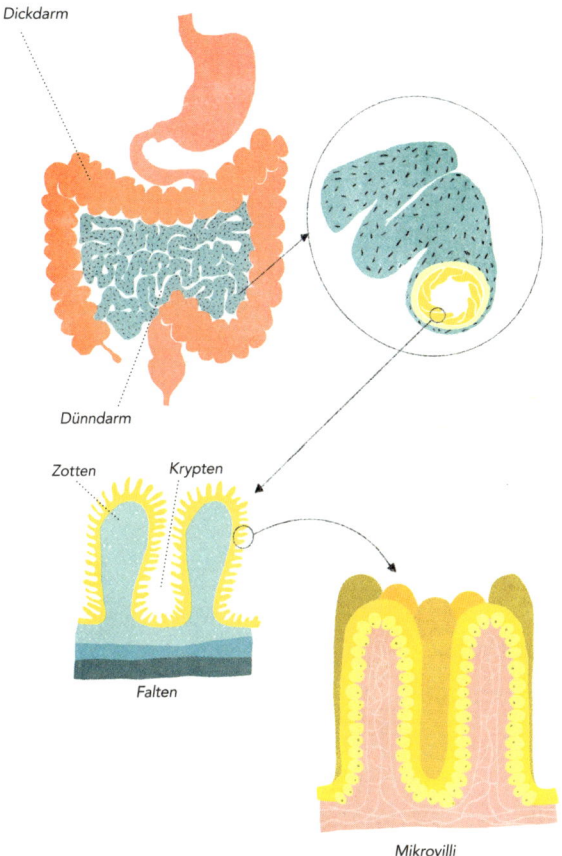

Dickdarm

Dünndarm

Zotten   Krypten

Falten

Mikrovilli

Oberfläche des Dünndarms größer wird. Schließlich soll er ja sämtliche Nährstoffe resorbieren, sodass eine ausreichend große Aufnahmefläche nur sinnvoll ist.

Im Dünndarm werden also sämtliche Nahrungsbestandteile in ihre Grundbausteine zerlegt – unter anderem in Zucker, Aminosäuren und Fettsäuren. Das erledigt der Bauleiter aber nicht allein, sondern er bekommt Hilfe von Bauarbeitern, den Enzymen. Die werden von den Speicheldrüsen im Mund, im Magen und in der Bauchspeicheldrüse gebildet und als Verdauungssaft zur Nahrung gemischt. Noch etwas Gallenflüssigkeit und schon entsteht eine perfekte Mixtur, aus der die Nährstoffe über die Dünndarmwand in die Blutbahn übergehen können. Von hier aus geht es dann zu allen Organen, um neue Bausubstanz und Energie zu liefern. In unserer Stadt kann nun ein neues Bauwerk entstehen. Oder zumindest eine neue Körperzelle.

Dickdarm – Resteverwertung

Durch das Beimengen der verschiedenen Verdauungssäfte im Dünndarm ist der Nahrungsbrei zunächst recht dünnflüssig. Das, was wir am Ende auf dem Klo ausscheiden, ist allerdings ziemlich fest. Zumindest wenn wir nicht gerade unter Durchfall leiden. Wie kommt das?

Nachdem im Dünndarm alle wichtigen Nährstoffe aus der Nahrung herausgelöst und aufgenommen wurden, entzieht der Dickdarm dem Brei Wasser und Salze. Der Darminhalt wird so eingedickt und nichts Wertvolles geht verloren. Du merkst: Unser Körper arbeitet sehr effizient. Alles ist bis ins kleinste Detail durchdacht. Schließlich wird im Dickdarm noch Schleim beigemischt, so entsteht gleitfähiger Stuhl, der mit wellenförmigen Bewegungen gemütlich in Richtung After transportiert und abgegeben werden kann.

Gelingt es dem Dickdarm allerdings nicht, genügend Wasser aus dem Nahrungsbrei zu resorbieren, bekommen wir Durchfall und verlieren in kurzer Zeit sehr viel Flüssigkeit. Eine Situation, die gerade bei Kindern und älteren Menschen lebensbedrohlich werden kann. Ein häufiger Grund für Durchfall sind Darminfektionen wie die berüchtigte Salmonellen-Infektion. Diese kleinen Erreger tummeln sich gern in Lebensmitteln wie rohem Fleisch und Eiern. Deshalb solltest du Fleisch immer gut garen, keine rohen Eier essen und dir die Hände gut waschen, nachdem du Eier angefasst hast. Selbst ein köstliches Tiramisu kann verheerende Folgen haben, wie ich aus

Darauf ist bei akutem Durchfall zu achten

- Trinke viel Wasser oder gezuckerten Tee.
- Setze auf leichte Kost, um dein Verdauungs-
  system nicht zu strapazieren (Zwieback, Bananen,
  Kartoffelpüree, Salzgebäck).
- Bei schweren Verläufen und wenn der Durchfall länger als
  drei Tage anhält, solltest du zum Arzt gehen. Dann können
  Infusionen und Medikamente nötig sein.

eigener Erfahrung weiß. Typischerweise geht eine Salmonellen-Infektion los mit Übelkeit und Erbrechen. Dann kommt Durchfall dazu, der so ausgeprägt sein kann, dass dir aufgrund des hohen Flüssigkeitsmangels plötzlich schwarz vor Augen wird und du erst wieder »aufwachst«, wenn dein Kopf auf dem Boden aufschlägt. Glücklicherweise verläuft die Infektion in den meisten Fällen aber ohne schwere Zwischenfälle und klingt von selbst ab.

Lassen wir aber mal den Durchfall beiseite. Wenn alles gut läuft, dann können wir ohne größere Schwierigkeiten und ohne Probleme mit der Stuhlkonsistenz auf Toilette gehen und das große Geschäft erledigen. Manche Menschen tun es dreimal am Tag. Manche dreimal in der Woche. Das ist individuell sehr verschieden und hängt unter anderem von der Art und der Menge der Ernährung ab. Im Schnitt verbringen wir nahezu ein Jahr unseres Lebens auf dem Klo. Zusammengerechnet scheiden wir dort fünf Tonnen Kot aus. Wusstest du aber, dass Stuhl nicht nur ein Wegwerfprodukt für die Kloschüssel ist, sondern sogar nützlich sein kann? Du denkst jetzt vielleicht an einen Hund, der sich im Kot wälzt, um den eigenen Duft bei der Jagd zu übertünchen. Die Rede ist hier aber von etwas anderem.

Was wir am Ende ausscheiden, besteht zur Hälfte aus unverdaulichen Nahrungsresten, Wasser, Schleim und abgeriebenen Zellen der Darmschleimhaut. Die anderen 50 Prozent sind Mikroorganismen. In unserem Dickdarm leben nämlich schätzungsweise 10 Billionen Bakterien. Das macht eineinhalb Kilogramm. Sie sind wichtig, damit wir schwer Verdauliches eben doch verdauen und die Nährstoffe nutzen können. Außerdem brauchen wir die Bakterien für unsere Immunabwehr und sie produzieren wichtige Vitamine. Die Darmbakterien werden in ihrer Gesamtheit oft als Darmflora bezeichnet. Dabei ist der Begriff »Flora« irreführend. Er entstand, weil die Forschung früher glaubte, es handele sich bei Bakterien um pflanzliche Lebewesen. Heute weiß man es besser und wenn du mit medizinischem Fachwissen glänzen willst, dann verwende den Begriff »Darmmikrobiom« oder »intestinales Mikrobiom«.

Diese Mikroorganismen sind jedenfalls nicht nur für deinen eigenen Körper essenziell – sie können auch anderen Menschen zugutekommen und schwere Erkrankungen heilen. Bei der sogenannten Stuhltransplantation wird Kot – beziehungsweise die daraus gewonnenen Darmbewohner – von einer Person auf eine andere übertragen. Dafür wird der Kot des Spenders aufgearbeitet und dann in den Darm des Patienten übertragen. Das geht per Einlauf, mit einer Sonde oder mittlerweile auch in Form von Kapseln, die geschluckt werden. Eine solche Therapie ist insbesondere dann sinnvoll, wenn das Darmmikrobiom so sehr geschädigt ist, dass es sich nicht mehr von selbst erholen kann. Mitunter schwächen zum Beispiel Antibiotika den Darm so stark, dass Patienten schweren Durchfall bekommen und sämtliche Medikamente versagen. Gerade dann ist die Stuhltransplation eine Therapiemöglichkeit, die dem Darm auf die Sprünge helfen kann.

Zwar wurde Stuhl im alten China schon vor 1.500 Jahren als sogenannte gelbe Suppe verpflanzt – davon solltest du dich aber nicht täuschen lassen. Diese Methode ist nichts für den Heimgebrauch! Die Liste der möglichen Nebenwirkungen ist lang und selbst unter ärztlicher Durchführung ist das keine risikofreie Prozedur. Von Do-it-yourself-Anleitungen solltest du deshalb in jedem Fall die Finger lassen! Auch wenn du den ein oder anderen vermeintlich überzeugenden Selbsterfahrungsbericht liest oder hörst!

Was macht eigentlich der Blinddarm?

In einem Atemzug mit Dünndarm und Dickdarm wird gern ein weiterer Darmabschnitt genannt, der häufig für Verwirrung sorgt: der Blinddarm.

Wie oft kommen Patienten mit starken Bauchschmerzen ins Krankenhaus und hören nach eingehender Untersuchung den Satz: »Sie haben eine Blinddarmentzündung. Wir müssen heute noch operieren, sonst kann das lebensgefährlich werden. Aber keine Sorge – den Blinddarm brauchen Sie sowieso nicht mehr.« Wenn man den Blinddarm also gar nicht braucht und er sogar unser Leben gefährden kann, wozu haben wir ihn dann überhaupt?

Der Blinddarm bildet den Beginn des Dickdarms. Er ist vor allem für unser Immunsystem wichtig. Denn er enthält viele Zellen des Lymphsystems, das Krankheiten abwehrt. Daneben ist der Blinddarm ein Rückzugsort für unsere Darmbakterien. Werden sie bei einer Infektion zerstört, kann sich ein Teil hierhin zurückziehen und sich nach der überwundenen Erkrankung wieder ausbreiten. Die Aussage »Den Blinddarm brauchen Sie sowieso nicht mehr« ist also nicht richtig und auch irreführend.

Was der Arzt eigentlich meint, ist der sogenannte Wurmfortsatz. Das ist ein kleines Anhängsel am eigentlichen Blinddarm. Daher kommt auch sein medizinischer Name »Appendix vermiformis«, was übersetzt »wurmförmiger Anhang« bedeutet. Sobald er sich entzündet, ist das eine »Appendizitis«.

Es ist also dieser Wurmfortsatz, der sich bei einer Blinddarmentzündung entzündet und Übelkeit, Erbrechen und stärkste Bauchschmerzen bereiten kann. Und tatsächlich kann die Appendix entfernt
werden und wir können trotzdem gesund und wohlauf weiterleben.

Organe, die niemand braucht

Es gibt noch ein paar andere Organe, mit denen es sich ähnlich wie
mit dem Wurmfortsatz verhält. In jeder Stadt gibt es schließlich ein
paar Gebäude, die scheinbar keinen Zweck erfüllen beziehungsweise bei denen es gar nicht auffallen würde, wenn sie plötzlich nicht
mehr an ihrem Platz wären. Oder?

Von Mandeln und Eiscreme

Die Gaumenmandeln sind ein paariges Organ, das ebenfalls für
unsere Immunabwehr zuständig ist. Sie säumen den Rachenein-
gang, halten dort Wache und fangen viele Krankheitskeime ab, die
sich ihren Weg vom Mund in die oberen Atemwege zu bahnen versuchen. So verhindern sie, dass wir uns ständig Infekte einfangen.

Unglücklicherweise bereiten die Mandeln aber oft Probleme. Es
beginnt mit Halsschmerzen, die sich zunächst nach einer normalen
Erkältung anfühlen. Allmählich kommt ein kloßiges Gefühl im Hals

dazu und am Ende sind die Schmerzen so schlimm, dass man sich nicht mal mehr traut, die eigene Spucke hinunterzuschlucken. Wenn du jetzt in deinen geöffneten Mund hineinschaust, siehst du eine gerötete Mundschleimhaut und rechts oder links oder sogar beidseits geschwollene Gaumenmandeln. Vielleicht entdeckst du auf ihnen auch weiß-gelbliche eitrige Beläge, sogenannte Stippchen. Du fühlst dich schlapp und hast Fieber. Gerade Kinder haben öfter mit einer Mandelentzündung zu tun – sie freuen sich teilweise sogar darüber, denn es ist gemeinhin bekannt, dass Kühlen in Form von Eis lutschen bei einer Mandelentzündung Schmerzen lindert. Im Bett liegen, die Lieblingsserie schauen und Eiscreme essen – was will man mehr?

Jedoch ist dieses Hausmittel nicht ganz so förderlich. Denn Eis und auch kalte Getränke verringern die Durchblutung, was für den Heilungsprozess hinderlich ist. Deshalb sind warme Getränke besser.

Mach dir also nichts vor! So eine Mandelentzündung ist richtig unangenehm und lästig. Auch ist sie nicht so ganz ohne. Die Erreger können sich nämlich weiter ausbreiten und Entzündungen an anderen Organen wie am Herzen oder an den Nieren hervorrufen. Deshalb ist eine Mandelentzündung durchaus gefürchtet. Bei Symptomen solltest du auf jeden Fall zum Arzt gehen. Gegebenenfalls

Das hilft bei einer Mandelentzündung
- Feuchte Halswickel (kalt oder warm)
- Gurgeln mit Salbeitee
- Ausreichend trinken; bei Schmerzen kleine Schlucke nehmen oder durch einen Strohhalm trinken
- Bei Schluckbeschwerden leichte, breiige Kost
- Schlafen und ausruhen

brauchst du Medikamente, um wieder auf die Beine zu kommen und Komplikationen zu vermeiden.

Deprimierend ist, wenn eine Tonsillitis, wie die Mandelentzündung in der Medizin heißt, immer und immer wiederkehrt. Manche Menschen plagt sie mehrmals im Jahr. Stell dir vor: Du liegst mal wieder mit einem dicken Hals schlapp zu Hause, obwohl du eigentlich zur Arbeit gehen und dieses äußerst wichtige Projekt abschließen möchtest. Du kommst aber nicht mal vom Sofa hoch. Klar könntest du wieder einmal ein Antibiotikum einnehmen. Das kennst du ja schon von den vier anderen Mandelentzündungen in diesem Jahr. Beim letzten Mal meinte deine Hausärztin beiläufig, dass die Mandeln raus müssten, wenn es so weiterginge. Bisher war das für dich keine Option. Eine OP? Freiwillig? Nie im Leben! So langsam nerven dich diese ständigen Entzündungen aber doch und plötzlich scheint eine Tonsillektomie gar nicht mehr die schlechteste Idee zu sein. Also raffst du dich auf, klärst deine Krankheitshistorie beim Hals-Nasen-Ohren-Arzt ab und vereinbarst einen OP-Termin, um dir die Mandeln rausnehmen zu lassen. Natürlich im krankheitsfreien Intervall, also dann, wenn du und deine Mandeln mal gesund sind.

Dein Arzt sagt dir vorher noch, dass du nach der Operation einige Tage im Krankenhaus bleiben musst, da das Risiko lebensbedrohlicher Nachblutungen bei diesem Eingriff hoch sei und auch die postoperativen Schmerzen sehr stark seien. Aus eigener Erfahrung wisse er, dass die Schmerzen nahezu unerträglich sein können. Kleinkinder stecken die OP wohl erstaunlich gut weg – bei Erwachsenen sei das aber was anderes. Du denkst dir, dass die Schmerzen ja wohl kaum schlimmer als die bei einer Mandelentzündung sein können. Dann kommt der Tag der Operation. Alles verläuft bestens, es ist schließlich ein Routineeingriff. Die nächsten Tage im Krankenhaus sind zwar etwas langweilig, verlaufen aber abgesehen von leichten Beschwerden unproblematisch.

Als du nach einer Woche entlassen wirst, bist du überrascht, wie gut es dir geht, und wunderst dich, warum dein Arzt dir so ein Weltuntergangsszenario ausgemalt hat. Zwar willst du dich an die Ermahnung des Klinikpersonals halten und dich schonen, aber aufräumen und ein bisschen sauber machen, das geht auf jeden Fall. Glaubst du und machst dich an die Hausarbeit. Das ist ein Fehler, den du am nächsten Tag bitter bereust! Du wachst morgens mit Halsschmerzen auf, wie du sie noch nie zuvor erlebt hast. Es ist ein Gefühl, als würde ein kleines Männchen mit einer Axt in Hals und Ohren wild um sich schlagen. Da fällt dir ein, dass die Schmerzmittel seit der Entlassung deutlich geringer dosiert sind als im Krankenhaus und dass die Hausarbeit am Vortag doch recht anstrengend war. Das rächt sich nun. Hättest du dich doch nur geschont, wie es dir die Ärzte gesagt haben! Wärst du doch nur im Bett liegen geblieben – wenigstens noch für ein paar Tage!

Die Story klingt für dich vielleicht übertrieben. Aber glaub mir: Ich schmunzele heute noch über mich selbst, dass ich die Warnung meines HNO-Arztes damals nicht ernst genommen habe. Aber so lernt man dazu …

Auch wenn eine Tonsillektomie dazu beitragen kann, dass Halsentzündungen seltener auftreten, so ist sie dennoch keine Garantie für ein erkältungsfreies Leben. Es kann sogar sein, dass Infekte ab sofort schneller auf die Atemwege gehen, da ein wichtiger Teil der Erreger-Patrouille im Rachen fehlt. Ob und wann eine Operation medizinisch wirklich sinnvoll ist, will also gut abgewogen sein.

Wenn die Milz reißt

Ein anderes Organ, dessen Wert oft infrage gestellt wird, ist die Milz. Vielleicht hast du schon einmal gehört, dass jemandem dieses unscheinbare Organ nach einem Unfall herausoperiert werden musste. Trotzdem wirkt diese Person auf dich gesund und wohlauf.

Wenn du deine linke Hand in die Hüfte stützt und dann mit der Hand eine Handbreit nach oben wanderst, landest du ungefähr da, wo auf der Innenseite der Rippen die Milz liegt. Für gewöhnlich wiegt sie nur so viel wie zwei Tafeln Schokolade. Eine Ausnahme ist das Volk der Bajau in Südostasien, bei dem dieses Organ deutlich vergrößert ist. Den Bajau ermöglicht die vergrößerte Milz besondere Tauchleistungen (siehe Kasten), doch auch wenn wir nicht tauchen, brauchen wir dieses kleine Organ. Es sortiert überalterte oder defekte Blutzellen aus und bietet einen Ort, an dem Zellen der Immunabwehr reifen können. Außerdem ist die Milz bis zum sechsten Lebensjahr an der Blutbildung beteiligt. Das klingt doch alles gar nicht so unwichtig, oder?

Trotzdem können wir ohne Milz überleben. Bei einem Unfall zum Beispiel kann es passieren, dass sie reißt und dann teilweise oder komplett chirurgisch entfernt werden muss. Dann übernimmt die Leber weitgehend die Aufgaben der Milz. Allerdings steigt durch eine verringerte Immunabwehr das Infektionsrisiko deutlich, sodass Betroffene sich regelmäßig impfen lassen müssen und medikamentös betreut werden.

Spezialität Bries

Das letzte Organ, das wir uns in dieser Runde anschauen wollen, ist eines, das sich gern als Delikatesse auf Menükarten in Restaurants findet. Hier wird es köstlich klingend als Bries ausgeschrieben. Der ähnlich elegant anmutende griechische Name, den auch die Medizin verwendet, ist Thymus. Dabei ist der Thymus ein beinahe vergessenes Organ. Das ist womöglich dem Umstand zu schulden, dass er sich nach der Pubertät allmählich zurückbildet, denn dann hat er seine durchaus wichtige Rolle erfüllt. Am Ende ist nur noch ein schwer abgrenzbarer Fettklumpen übrig.

Der Thymus sitzt im Brustkorb etwas oberhalb des Herzens und ist – wie auch Mandeln und Milz – von unschätzbarem Wert für unser Immunsystem. Während der kindlichen Entwicklung bis zur Pubertät findet hier nämlich die Reifung von T-Lymphozyten statt. Diese Zellen der Immunabwehr werden im Knochenmark gebildet, sie wandern dann in den Thymus und werden dort geschult, damit sie lernen, den eigenen Körper nicht anzugreifen. Nur drei von hundert Zellen erwerben das Selbsttoleranz-Diplom und werden in die Blutbahn entlassen, um Eindringlinge zu jagen. Alle übrigen Zellen, die die Prüfung nicht schaffen, werden noch im Thymus aussortiert. Wenn sich der Thymus zurückbildet, übernehmen unter anderem die Lymphknoten und die Milz seine Aufgaben.

Ist es nicht faszinierend, was unsere Organe im Hintergrund alles erledigen, ohne dass es uns bewusst ist?

Kann eine Blase platzen?

Nun fehlt nur noch eine Sache, damit unsere Stadt vollständig ist. Bei all den Prozessen und dem Bauen entsteht natürlich einiges an Schmutz und der muss weg. Dafür gibt es in unserem Körper drei Systeme. Eines haben wir schon beim Darm kennengelernt, der alles, womit wir nichts anfangen können, über den Stuhl ausscheidet.

Die zweite Säuberungsanlage sind unsere Nieren. Sie filtern und reinigen jede Minute gut 100 Milliliter Blut, dadurch werden Gift- und Abfallstoffe ausgeschieden. Auch überschüssiges Wasser und Elektrolyte landen im Klo. Je nachdem, wie viel wir getrunken haben, produzieren die Nieren mal mehr, mal weniger Urin und balancieren damit den Wasserhaushalt aus.

Daneben regulieren sie über den Säure-Basen-Haushalt den pH-Wert im Blut und produzieren auch noch Hormone. Ihre Botenstoffe regulieren zum Beispiel den Blutdruck und sind wichtig für die Immunabwehr. Durch das in der Niere gebildete Erythropoetin wiederum werden mehr rote Blutkörperchen gebildet. Diese Tatsache wird sich nicht nur in der Medizin für Medikamente zunutze gemacht, sondern auch im Sport. Das sogenannte Epo wird dort seit Jahrzehnten als Dopingmittel verwendet, um die Leistungsfähigkeit insbesondere von Ausdauersportlern zu steigern.

Es ist offensichtlich: Die Nieren leisten Großes und sind echte Profis im Multitasking. Was passiert aber eigentlich mit dem Abwasser, das sie produzieren?

Der Urin, der in den Nieren entsteht, wird über die Harnleiter in die Harnblase überführt. Die Harnblase füllt sich, Dehnungsrezeptoren melden den Füllungsgrad an das zentrale Nervensystem. Sobald ein kritischer Punkt erreicht ist, beginnen wir zu merken, dass wir »mal müssen«. Hierbei sind einige Menschen empfindlicher, andere können stundenlang ohne Toilette auskommen, obwohl sie einen Kaffee nach dem anderen trinken. Woran liegt das?

Wenn die Blase drückt, können wir das nicht lange ignorieren. Das mag nervig sein und immer dann passieren, wenn es gerade gar nicht passt. Aber die Blase tut uns damit einen lebenswichtigen Gefallen. Schließlich müssen wir die ganzen Abfallstoffe loswerden, die sich im Urin angesammelt haben. Die Blase kann normalerweise bis zu 800 Milliliter Flüssigkeit speichern. Allerdings merken wir bereits ab etwa 200 Millilitern Füllung, dass wir müssen – je nachdem, wie empfindlich die Sensoren in der Blasenwand sind. Auch die Psyche hat Einfluss auf den Harndrang. Du kennst das bestimmt: Du warst gerade lange beim Shopping unterwegs, ohne auch nur an ein Klo denken zu müssen. Kaum setzt du dich ins Auto und willst losfahren, drückt es – natürlich genau dann, wenn keine Toilette in der Nähe ist.

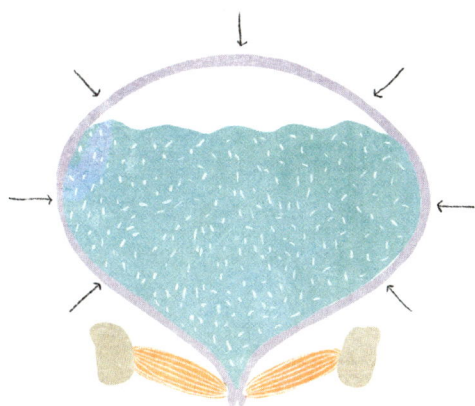

Was aber, wenn du jetzt stundenlang ausharren musst und sich die Blase immer weiter füllt? Macht sie es wie eine Wasserbombe? Platzt eine volle Blase irgendwann?

Die Antwort lautet: Das ist unwahrscheinlich. Wenn die Blase voller wird, dehnt sie sich immer weiter. Schließlich kannst du nicht mehr einhalten und die Dinge nehmen ihren Lauf. Du erleichterst dich automatisch.

Wenn sich der Urin aber staut, weil ein Hindernis wie ein Harnstein im Weg ist, dann könnte die Blase theoretisch durchaus platzen. Bevor das passiert, werden die Schmerzen jedoch so extrem, dass du freiwillig zur Ärztin gehst und dir helfen lässt.

Wenn die Leber streikt

Das Entgiftungssystem wäre nicht vollständig, wenn wir uns neben den Nieren nicht auch die Leber anschauen würden. Falls du dich einmal eingehender mit Medikamenten beschäftigen solltest, dann wirst du auf Begriffe wie »renale Elimination« oder »hepatische Elimination« stoßen. Sie klingen mehr nach Maschine als nach Lebewesen, bedeuten aber lediglich, dass der Arzneistoff entweder über die Nieren (renal) oder über die Leber (hepatisch) ausgeschieden wird, nachdem er im Körper seine Wirkung entfaltet hat. Die Leber sorgt nämlich als Müllabfuhr ähnlich wie die Nieren dafür, dass der Körper gereinigt und entgiftet wird.

Fast alle Stoffe, die im Darm aufgenommen werden, gelangen über das Blut zuerst zur Leber. Die entscheidet dann, was aussortiert wird und was nützlich ist. Hierbei spielt die von ihr gebildete Galle eine große Rolle. Dank ihr können wir Stoffe ausscheiden, die nicht wasserlöslich sind, die Gallensäuren ermöglichen es aber auch, dass wir Fett verdauen können. Ohne sie läge uns der Gänsebraten deutlich schwerer im Magen. Darüber hinaus produziert die Leber lebensnotwendige Stoffe, zum Beispiel sämtliche Gerinnungsfaktoren, die bei der Blutgerinnung eine entscheidende Rolle spielen, und Eiweiße, die für unser Immunsystem wichtig sind. Während der Schwangerschaft ist sie beim ungeborenen Kind auch für die Blutbildung verantwortlich. Außerdem speichert die Leber Zucker, Fett und Spurenelemente und baut alte Blutzellen ab.

Die Liste ihrer Aufgaben ließe sich noch ewig fortsetzen. Wenn es hier Probleme gibt, wird es deshalb richtig brenzlig für unseren Körper. Anders als bei der Milz oder den Mandeln können wir nämlich nicht einfach mal eben auf die Leber verzichten. Sie hält zwar eine ganze Menge aus. Immerhin genügen nach einer Operation 20 Prozent gesunde Restleber, damit sie ihren Aufgaben nachgehen kann. Allerdings sind die Auswirkungen verheerend, wenn das Organ seinen Dienst einstellt.

Gerade im Herbst hört man immer wieder von übereifrigen Pilzsammlern, die sich bei der Auswahl vertan und einen Giftpilz verzehrt haben. Hier ist besonders der raffinierte Knollenblätterpilz zu nennen. Er sieht Champignons ähnlich und verführt durch einen guten Geschmack. Nichts an ihm weist auf seine Toxizität hin. Zunächst macht sich die Wirkung seiner Gifte Amanitin und Phallotoxin auch nicht weiter bemerkbar. Erst mit einer Verzögerung von sechs bis zwölf Stunden treten Übelkeit, Erbrechen, Durchfall und schlimme Bauchkrämpfe auf. Nach einigen Tagen klingen die Beschwerden wieder ab. Der Schein trügt aber. Im Hintergrund sorgen die Giftstoffe dafür, dass die Leberzellen absterben. So entwickelt sich ein Leberversagen mit Störungen der Blutgerinnung bis hin zu einem Multiorganversagen. Wenn du also begeistert Pilze sammelst, dann sieh genau hin und lass dich bei Zweifeln auf jeden Fall von einem Pilzexperten beraten!

Einen Leberschaden kann man an verschiedenen Blutwerten ausmachen. Wenn du beim nächsten Mal das Ergebnis deiner Blutuntersuchung bekommst, lohnt sich ein genauerer Blick. Lass dich aber von den Abkürzungen nicht abschrecken. Die folgenden Parameter sagen dir etwas über die Funktion deines Entgiftungsorgans. Wenn diese Werte im grünen Bereich sind, ist alles in Ordnung mit deiner Leber.

- GGT = Gamma-Glutamyltransferase
- GOT = Glutamat-Oxalacetat-Transaminase
- GPT = Glutamat-Pyruvat-Transaminase

In ausgeprägteren Fällen reicht es aber bereits, wenn wir uns den Menschen genauer ansehen, um etwas über seinen Gesundheitszustand zu erfahren. Wenn die Leber streikt, dann sammelt sich insbesondere ein Stoff im Körper an, der Haut und Schleimhäute gelblich färbt: Bilirubin. Bilirubin entsteht, wenn alte rote Blutkörperchen in Milz und Leber abgebaut werden. Normalerweise gelangt es mit der Galle in den Verdauungstrakt und wird mit dem Kot ausgeschieden. Sind die Leber und die Gallenwege aber angeschlagen, sammelt sich das Bilirubin an und tritt in die Blutbahn über. Das Weiß der Augen wird dann plötzlich gelb, die Haut bekommt einen Gelbstich, der Urin wird dunkel und der Kot hingegen heller.

Übrigens kannst du auch Probleme der Nierenfunktion am Aussehen ablesen: Die Patienten haben häufig eine gräulich »schmutzige« Hautfarbe. Überhaupt lassen sich einige Leiden mit einem prüfenden Blick schnell erahnen. So können zum Beispiel blasse Lippen, eine bleiche oder auch rote Gesichtsfarbe, hängende Mundwinkel, Schwellungen im Gesicht, gerötete oder leicht hevortretende Augen Hinweise auf verschiedene Krankheiten sein. Medizinstudenten wird deshalb vom ersten Tag an eingebläut, genau hinzusehen, wenn der Patient das Untersuchungszimmer betritt.

Nicht wundern solltest du dich hingegen, wenn du ein Neugeborenes betrachtest und dir eine ungewöhnlich gelbe Hautfarbe auffällt. Der Neugeborenen-Ikterus, wie das medizinische Wort heißt, ist ganz normal. Nach der Geburt zerfallen nämlich so viele rote Blutkörperchen auf einmal, dass die Leber nicht damit hinterherkommt, das anfallende Bilirubin zu verarbeiten. Es lagert sich dann in der Haut und den Augäpfeln ab und wird erst nach und nach abgebaut. Aus diesem Grund sehen Babys während der ersten Lebenstage gelblich aus.

Ab die Post!

Nun fehlt gar nicht mehr viel, um unsere Stadt endgültig zum Laufen zu bringen. Viele der Abläufe, die wir bisher besprochen haben, funktionieren nur deshalb so reibungslos, weil im Hintergrund Organe arbeiten, die wie eine Post Informationen verpacken und als kleine Pakete im gesamten Körper verteilen. Erreichen die Päckchen ihr Ziel, entfaltet ihr Inhalt seine Wirkung und Hormone walten ihres Amtes. Eines dieser überlebenswichtigen Organe, das Post verschickt, ist die Schilddrüse.

Schilddrüse – ein Schmetterling

Die Schilddrüse sitzt in deinem Hals und ist wie ein Schmetterling geformt. Sie wiegt im Durchschnitt nur 20 bis 30 Gramm. Doch dieses Fliegengewicht kann dir das Leben richtig schwer machen! Die von der Schilddrüse gebildeten Hormone Trijodthyronin (T3) und Tetrajodthyronin (T4 oder Thyroxin) beeinflussen sämtliche Prozesse in unserem Körper, angefangen beim Stoffwechsel über das Wachstum bis hin zum Kreislauf. Dementsprechend lang ist die Liste dessen, was schiefläuft, wenn sie nicht funktionieren.

Bei einer Unterfunktion der Schilddrüse sind wir weniger leistungsfähig, fühlen uns andauernd müde und körperlich schlapp. Wir nehmen schneller an Gewicht zu, da der Stoffwechsel langsamer abläuft, und frieren ständig. Auch die Reflexe und der Herzschlag können verlangsamt sein. Der Blutdruck ist eher niedrig. Äußerlich kann eine Schilddrüsenunterfunktion an trockener Haut, glanzlosen, struppigen Haaren, einem geschwollenen Gesicht sowie einer heiseren Stimme erkennbar sein. Von 100 Menschen ist etwa 1 Mensch betroffen, was die Hypothyreose – das ist der Fachbegriff – zu einer der häufigsten Stoffwechselerkrankungen macht. Eine Schilddrüsenunterfunktion kann angeboren sein oder nach chronischen Entzündungen sowie einer Operation des Organs auftreten. Auch ein Jodmangel kann die Erkrankung verursachen, da Jod für die Bildung von T3 und T4 benötigt wird. Schließlich kann es sein, dass das eigentliche Problem weiter oben liegt: Wenn das Gehirn nicht das richtige Signal an die Schilddrüse sendet, stellt sie die Hormonbildung ein. Drüsen unterliegen sehr komplexen Regelkreisläufen und vorgeschaltete Botenstoffe geben ihnen Zeichen, ihr eigenes Hormon zu produzieren oder eben die Produktion zu vermindern.

Dieses System ist aufs Feinste abgestimmt. Deshalb solltest du dich unbedingt an die Vorgaben deiner Ärztin halten, wenn du zum Beispiel Thyroxin als Medikament gegen eine Hypothyreose ein-

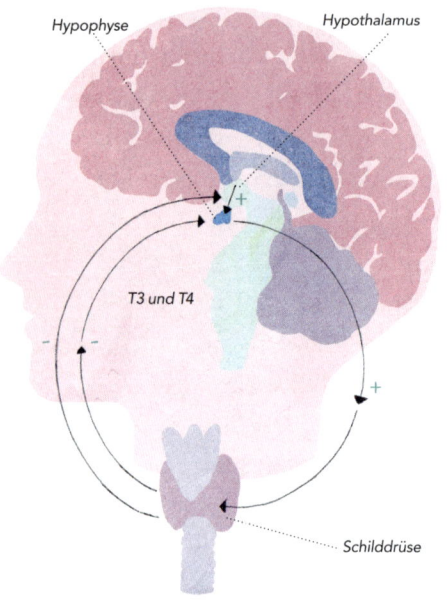

Hypophyse   Hypothalamus

T3 und T4

Schilddrüse

nehmen musst. Einige Patienten verändern die Dosis nämlich auf eigene Faust und benutzen den Wirkstoff als Schlankheitspille, um schneller abzunehmen. Dabei sind sie sich nicht im Klaren darüber, wie gefährlich diese Idee ist. Ein paar Mikrogramm (Wir reden hier von einem Tausendstel Gramm!) mehr oder weniger machen sehr wohl einen Unterschied. Wenn du zu viel von dem Medikament einnimmst, bekommst du Herzrasen, du schwitzt, bist unruhig und nervös, die Muskeln werden schwächer. Eine Überdosierung kann schlimmstenfalls zu Bewusstseinsstörungen führen und kann sogar tödlich enden. Mit der Dosis ist also nicht zu spaßen!

Bauchspeicheldrüse – alles auf Zucker

Noch so ein erstaunliches Organ, das Pakete in deiner Stadt herumschickt, ist die Bauchspeicheldrüse. Sie ist mit ihren 15 Zentimetern Länge deutlich größer als die Schilddrüse. Zwar mag das immer noch recht schmächtig klingen, aber ihre Aufgaben sind dafür alles andere als trivial. Dank der Hormone, die in der Bauchspeicheldrüse gebildet werden, schafft es unser Körper überhaupt erst, mit den vielen wertvollen Nährstoffen umzugehen, die sich nach der Verdauung in der Blutbahn drängen. Wenn wir zum Beispiel ein Brötchen essen, werden seine Kohlenhydrate im Verdauungstrakt in

Glukose – Traubenzucker – gespalten. Diese gelangt ins Blut und von dort zu den Zellen im gesamten Körper. Hier kommt nun das wohl bekannteste Hormon der Bauchspeicheldrüse ins Spiel: Insulin. Insulin sorgt – neben anderen Effekten – dafür, dass der Zucker aus dem Blut auch tatsächlich ins Zellinnere hineingelangt. Wie ein Schlüssel öffnet Insulin das Schloss, also die Zelle, damit die Glukose eintreten und für die Energiegewinnung genutzt werden kann. Ohne Insulin könnten unsere Zellen nicht viel mit dem Zucker anfangen. Er wäre für sie so interessant wie ein saftiges Steak für eine Kuh.

Es gibt allerdings eine Erkrankung, bei der dieser Transfer nicht richtig klappt: Diabetes mellitus. Übersetzt heißt das »honigsüßer Durchfluss«, weil der ungenutzte Zucker größtenteils wieder mit dem Harn ausgeschieden wird. Früher haben Ärzte den Urin von Patienten gekostet, um diese Stoffwechselkrankheit feststellen zu können. Heutzutage gibt es dafür Teststäbchen und Blutuntersuchungen, die in Windeseile ein Ergebnis liefern. Die Diagnose Diabetes war früher ein Todesurteil – Betroffene starben innerhalb kurzer Zeit, es gab keine Behandlungsmöglichkeiten. Heute ist das glücklicherweise nicht mehr der Fall.

Bei Diabetes mellitus werden verschiedene Formen unterschieden. Die geläufigsten sind Typ 1 und Typ 2. Bei Letzterem weigern sich die Körperzellen, auf das Insulin zu reagieren, beziehungsweise das Insulin wirkt in den Endorganen nicht mehr richtig. Bei Diabetes mellitus Typ 1 hingegen ist es so, dass das Immunsystem den eigenen Körper angreift. Die Beta-Zellen in der Bauchspeicheldrüse, von denen das Insulin gebildet wird, werden plötzlich zur Zielscheibe und gehen durch den Angriff der Abwehrstoffe zugrunde. Dadurch können sie nicht mehr ausreichend oder gar kein Insulin produzieren.

Wenn die Glukose im Blut bleibt, macht sich das ab einer kritischen Schwelle mit klassischen Symptomen bemerkbar. Der Zucker wird dann über den Urin ausgeschieden und da er osmotisch wirksam ist, also vermehrt Flüssigkeit aus dem Gewebe zieht, verlieren Betroffene viel Wasser über die Harnwege. Sie müssen daher sehr oft auf Toilette gehen – das nennt man Polyurie. Gleichzeitig versuchen sie den Flüssigkeitsverlust zu kompensieren und trinken viel. Dieser starke Durst heißt in der Medizin Polydipsie. Außerdem fühlen sich Menschen mit Diabetes oft müde und schlapp, weil die nötige Energie in den Zellen fehlt. Der Körper ist zudem anfälliger für Infekte. Je länger der Glukosespiegel im Blut hoch ist, desto mehr Schaden nehmen auch die Gefäße, zum Beispiel am Herzen oder in den Beinen. Dadurch werden zum Beispiel die Augen derart geschädigt, dass die Patienten schlechter sehen oder gar erblinden können. Auch die Nieren leiden unter dem hohen Zuckerwert und können die Funktion einstellen. Durch geschädigte Nerven können Schmerzen auftreten und das Temperaturempfinden wird schlechter. Das sind mögliche Folgen, die erst mit der Zeit auftreten. Bei extrem hohen Blutglukosewerten kann man aber auch in ein sogenanntes diabetisches Koma fallen. Ein Grund hierfür kann sein, dass der Körper bei fehlender Glukose in den Zellen versucht, anderweitig an Energielieferanten heranzukommen. Er baut dann Fette ab. Die Produkte, die dabei entstehen, sind sehr schädlich für unseren Körper, weshalb ein diabetisches Koma tödlich enden kann.

Warum genau Diabetes bei bestimmten Menschen auftritt, ist nicht eindeutig geklärt. Beim Typ 2 gibt es verschiedene Faktoren, die das Risiko erhöhen. Dazu gehören Übergewicht, Bewegungsmangel und eine familiäre Veranlagung. Beim Typ 1 wiederum ist die Wissenschaft noch nicht ganz so schlau. Leider ist das bei Autoimmunerkrankungen häufig der Fall. Zwar ist klar, dass sich der Körper gegen sich selbst richtet, man weiß aber nicht genau, warum er das tut. Hingegen weiß man sehr wohl, dass auch beim Typ-1-Diabetes die Erbanlagen eine Rolle spielen und bestimmte Infektionskrankheiten anscheinend das Risiko erhöhen.

Aber die guten Nachrichten sind: Mag Diabetes früher sehr häufig fatale Folgen gehabt haben, so ist dem zum Glück heute nur noch selten so, wenn er rechtzeitig entdeckt und behandelt wird. Dank der Forschung gibt es mittlerweile verschiedene Medikamente, die bei der Behandlung eingesetzt werden können. Nicht zuletzt gab es im Jahr 1922 einen entscheidenden Durchbruch, als zum ersten Mal erfolgreich tierisches Insulin injiziert wurde. Dies hat den Krankheitsverlauf von Diabetes mellitus grundlegend geändert. Daneben gibt es noch weitere Arzneimittel, mit denen der Blutzucker eingestellt werden kann. Überdies spielt bei der Therapie der Lebensstil mit gesunder Ernährung und ausreichend Bewegung eine entscheidende Rolle.

Das Skelett – ein echter Knochenjob

Gut Ding will Weile haben. Wie alle großartigen Bauwerke braucht unser Körper Zeit, um zu wachsen und zu reifen. Alles beginnt mit dem Aufeinandertreffen einer Eizelle und einer Samenzelle. Nach 30 Stunden teilt sich die befruchtete Eizelle zum ersten Mal. So werden daraus zwei Zellen, nach erneuter Teilung sind es vier und so nimmt das Leben seinen Lauf. Nach acht Wochen sind bereits alle Organe angelegt, die nun wachsen und reifen. Zehn Mondmonate nach der Befruchtung kommt ein fertiges Menschlein auf die Welt. »Fertig« bedeutet aber keineswegs, dass alle Prozesse abgeschlossen sind. Insbesondere das Skelett braucht mehrere Jahre, bis es vollendet ist.

Das zeigt sich schnell an einem typischen Tag im Krankenhaus: Eltern kommen erschrocken mit ihrem dreijährigen Kind in die Notaufnahme. Beim Spielen ist es gestolpert und beim Versuch, den Sturz abzufangen, mit der Hand aufgekommen. Ein bisschen Pusten und ein Bussi auf die Stelle haben leider nicht gereicht. Das Kind weint noch immer und hält den Unterarm seltsam am Körper. Zwar fallen kleine Kinder nicht besonders tief, aber ihre Knochen sind noch weich und biegsam. Wenn sie ungünstig landen, kann der Knochen leicht brechen. Das Positive ist dabei jedoch, dass Knochenbrüche bei ihnen deutlich schneller heilen als bei Erwachsenen. Denn häufig bricht der Knochen nicht komplett, außerdem ist die Knochenhaut bei Kindern sehr gut durchblutet. Glück im Unglück also!

Während der Kindheit besteht das Skelett noch zu einem erheblichen Anteil aus Knorpel. Das ist sinnvoll, da wir alle ja »groß« werden wollen. Die Knorpelsubstanz wird mit der Zeit durch Knochen ersetzt. Durch diesen Um- und Anbau wächst der Knochen in die Länge. Mit spätestens 20 Jahren ist das Längenwachstum abgeschlossen und wir haben unsere endgültige Körpergröße erreicht. Der Bereich, in dem der Umbau stattfindet, heißt Wachstumsfuge. Die Zellen sind hier äußerst empfindlich. Wenn sie durch einen Bruch geschädigt werden, kann es passieren, dass es zu Wachstumsstörungen kommt. Ein eigentlich harmloser Knochenbruch im Kindesalter kann so dazu führen, dass die Extremität nicht weiterwächst oder dass Fehlstellungen entstehen. Brüche im Kindesalter sind also durchaus ernst zu nehmen.

Zwar gewinnt unser Baugerüst mit den Jahren an Stabilität und schützt zudem unsere inneren Organe wie ein Schild. Jedoch ist es auch später weder stählern noch unzerbrechlich. Gerade im Alter lässt es an Stabilität wieder nach. Das Risiko für Osteoporose und damit für Knochenbrüche steigt. Bei Osteoporose wird Knochenmasse abgebaut. Das kannst du dir so vorstellen, als würdest du hier und da ein paar Stangen von einem Baugerüst entfernen. Das Fazit: Es wird instabil, der Knochen wird brüchig. Ein einfacher Sturz kann somit zum Verhängnis werden.

Aber nicht nur in der Kindheit und im Alter verändert sich das Skelett. Es wird zeitlebens umgebaut. So passen sich unsere Knochen den ständig wechselnden Herausforderungen an. Dabei ist es ein Irrglaube zu meinen, Schonung wäre gut für die Knochen. Genau das Gegenteil ist der Fall: Unsere Knochen wachsen mit ihren Aufgaben und brauchen Belastung und Aktivität, um gefordert zu sein und stabil zu bleiben. Sport und Bewegung sind hier also genau das Richtige.

Dabei ist aber sehr wichtig, dass du darauf achtest, wie du dich bewegst. Nicht nur um Unfälle zu vermeiden, sondern auch, um das zu schonen, was sich zwischen deinen Knochen befindet: deine Gelenke. Diese Verbindungen zwischen den Knochen ermöglichen es deinem Körper, vielfältige und komplexe Bewegungen auszuführen. Sie sind flexibel und strapazierfähig – und an jeder Bewegung beteiligt. Das macht sie trotz aller Stabilität anfällig für Überlastungen, Entzündungen und Verletzungen.

Stoßdämpfer für die Wirbelsäule

Die Wirbelsäule ist die zentrale Achse deines Körpers. Sie stabilisiert und stützt ihn und ist gleichzeitig so flexibel, dass wir uns nach vorn, nach hinten oder zur Seite beugen und verdrehen können.

Das Rezept für dein Rückgrat ist ganz einfach:

- Man nehme 34 Hamburgerbrötchenhälften und lege sie übereinander.

- Dazwischen packe man 23 Frikadellen. Die reichen natürlich nicht für alle Brötchenhälften, aber das ist nicht weiter schlimm. Die unteren Brötchenhälften kleben ohnehin zu dicht aneinander.
- Und schon hast du eine selbst gebaute Wirbelsäule: Die Brötchenhälften sind Wirbel und die Frikadellen knorpelige Bandscheiben.

Der Druck, der beim Beugen und Bewegen entsteht, wird von den Bandscheiben abgefangen und gleichmäßig auf die Wirbel verteilt. Je älter wir werden, desto schlechter klappt das allerdings. Es kann passieren, dass das Äußere der Bandscheibe der Belastung nicht mehr standhält und der innere Kern hervorquillt. In etwa so, als würde geschmolzener Käse aus einer Frikadelle herauslaufen. In der Medizin spricht man dann von einem Diskusprolaps oder einfacher gesagt von einem Bandscheibenvorfall. Der hervorstehende Teil kann auf Rückenmark und Nerven drücken, sodass man ein Kribbeln, Taubheitsgefühle oder Schmerzen im Rücken, in den Armen oder Beinen spürt oder es zu Lähmungen kommt. Viele Bandscheibenvorfälle können aber auch völlig symptomfrei sein.

So schonst du deinen Rücken
Damit es gar nicht erst zu Rückenproblemen kommt, kannst du Folgendes tun:
- Wenn du schwer hebst, dann geh in die Hocke. Halte den Rücken dabei gerade und trage die Last nah am Körper.
- Treibe ausreichend Sport. Gezieltes Training für die Bauch- und Rückenmuskulatur stärkt deinen Rumpf.
- Achte auf ein gesundes Körpergewicht.

Anders als oft angenommen muss man für einen Bandscheibenvorfall gar nicht besonders alt sein. Er trifft hauptsächlich Menschen im Alter zwischen 30 und 50 Jahren. Übergewicht, mangelnde Bewegung und falsche Belastung erhöhen das Risiko.

Das geht unter die Haut!

Stell dir vor deinem inneren Auge deine Stadt vor. Sie ist nahezu komplett. Es gibt kleine Häuser, größere Gebäude, Wege und Straßen, einen Park, Baugerüste. Wenn du nun an eine reale Stadt wie Köln, Nürnberg oder Aachen denkst, dann fällt dir vielleicht auf, dass es dort viele historische Überreste von einer Struktur gibt, die auch unser Körper besitzt: eine Stadtmauer.

Wie nackt würden wir uns fühlen, wenn wir nichts besäßen, was unser wertvolles Inneres beschützt! Dafür haben wir ein besonders großes und schweres Organ, das wir oft gar nicht als solches wahrnehmen. Dabei ist es das Erste, was wir von einem anderen Menschen zu Gesicht bekommen, und es sagt uns viel darüber, wie gesund er ist, oder auch, wie sorgsam er mit sich umgeht. Außerdem ist es die Struktur, bei der es uns wortwörtlich unter die Haut geht, wenn sie berührt wird. Spätestens jetzt ist klar, wovon ich spreche: von unserer Haut.

Die Haut hat eine Fläche von knapp zwei Quadratmetern. Das, was wir sehen, ist aber schon lange tot. Denn die oberste Schicht der Haut, die Epidermis, besteht größtenteils aus abgestorbenen Zellen, den Keratinozyten. Die Keratinozyten wandern während ihres Lebens vom Grund der Epidermis an die Hautoberfläche, verschuppen, werden abgestoßen und schnell durch jüngere Hautzellen ersetzt. So erneuert sich deine Haut alle 28 Tage. Wie austauschbar sich so ein Keratinozyt fühlen muss! Dabei ist ebendiese Eigenschaft essenziell für dich. Schwachstellen kann sich die Haut nämlich nicht leisten. Denn sie ist dafür verantwortlich, dich gegenüber der Außenwelt abzugrenzen, dich vor Infektionen zu schützen genauso wie vor Licht, Hitze und Austrocknung. Daneben ist sie dein größtes Sinnesorgan, lässt dich Berührung und Schmerz fühlen. Sie schwitzt, atmet und ist an der Bildung des lebenswichtigen Vitamin D beteiligt.

An all diese wichtigen Funktionen denken wir wohl eher selten, wenn wir in den Spiegel sehen. Vielmehr achten wir darauf, dass unsere Haut uns möglichst attraktiv für andere erscheinen lässt, und setzen durch Cremes, Peelings und Kosmetikprozeduren viel daran, dies zu unterstützen. Zwar möchten wir alle alt werden, jedoch nicht alt sein und noch weniger alt aussehen. Genau der letzte Punkt wird maßgeblich von unserer Haut bestimmt, und die ist wiederum einem Einfluss permanent ausgesetzt, der der Hauptgrund dafür ist, dass unser Äußeres altert: der Sonne.

Unsere Haut besteht aus mehreren Schichten. Ganz außen ist die Oberhaut, die Epidermis, mit den Keratinozyten, von denen gerade schon die Rede war. Darunter liegt die Dermis (Lederhaut), in deren Bindegewebe Blutgefäße verlaufen und Drüsen, Haarfollikel, Nervenenden und Zellen der Immunabwehr zu finden sind. Ganz unten ist die Subkutis, die Unterhaut. Sie besteht aus Binde- und aus Fettgewebe, Venen, Hautnerven und Rezeptoren für mechanische Reize, die dich Vibrationen wahrnehmen lassen. Unser jugendliches Aussehen entsteht vor allem durch die Proteine Kollagen und Elastin. Sie sorgen dafür, dass die Haut fest und stabil, gleichzeitig aber auch elastisch ist. Zudem wird in der Haut viel Wasser gespeichert, was uns frisch aussehen lässt.

Ab etwa 25 Jahren werden hier allerdings erste Veränderungen sichtbar. Wir bekommen Fältchen an den Augen und auf der Stirn, die Haut wird schlaffer, die Konturen sind nicht mehr so scharf. Bald nimmt auch die Elastizität ab und es entstehen noch mehr Falten um die Augen und den Mund herum. Die Haut beginnt auszutrocknen.

Dabei altern alle drei Hautschichten. In der Epidermis läuft der Stoffwechsel langsamer ab, die Zellen verhornen dadurch schneller und das Hautbild sieht nicht mehr ganz so fein aus. In der Dermis wiederum wird weniger Kollagen gebildet, wodurch die Spannkraft nachlässt. Außerdem wird weniger Wasser gebunden und in der Subkutis nimmt die Anzahl der Fettzellen ab. Die Haut verliert somit an Volumen, die Gesichtsform erschlafft, die Wangen sind nicht mehr so prall. Gleichzeitig wird die Haut schlechter durchblutet, wodurch weniger Nährstoffe ankommen, sodass wir weniger frisch und vital aussehen. Zu guter Letzt kommen auch noch Altersflecken hinzu.

Der Hauptgrund für diese Veränderungen ist die Sonne. Wissenschaftler gehen davon aus, dass sie zu 80 Prozent für die sichtbare Hautalterung verantwortlich ist. Sonnenlicht ist nämlich hochenergetisch. Es löst oxidativen Stress in der Haut aus, wodurch freie Radikale entstehen. Diese Radikale schädigen Proteine wie das Kollagen, sowie Fette und die DNA. Bedauerlicherweise kommen die Sonnenstrahlen dabei nicht nur von oben, sondern von mehreren Seiten. Sand reflektiert das Sonnenlicht nämlich um bis zu 30 Prozent und Schnee sogar bis zu 90 Prozent.

Die Haut schützen

Unsere Haut besitzt aber zum Glück eine Schutzvorrichtung, um die schädlichen UV-Strahlen abzuwehren beziehungsweise zu absorbieren. Die Epidermis verdickt sich und die Zellen produzieren mehr Melanin. Melanin ist das Farbpigment unserer Haut, es wandelt Lichtenergie in Wärmeenergie um, um Schäden abzuwenden. Sonnenbräune ist also eine Art Schutzvorhang unserer Haut.

Wie empfindlich unsere Haut gegenüber der Sonne ist, hängt von unserem Hauttyp ab. Es gibt sechs verschiedene Typen, deren Haut unterschiedlich lange Eigenschutzzeiten besitzt. In der Tabelle auf Seite 64 findest du eine Übersicht.

	Haut	Haare	Augen-farbe	Bräu-nung	Eigen-schutzzeit
Typ 1	Sehr hell	Rotblond	Blau, grau	Keine	10 Minuten
Typ 2	Hell	Blond bis braun	Blau, grau, grün, braun	Kaum bis mäßig	20 Minuten
Typ 3	Hell bis hellbraun	Dunkel-blond bis braun	Braun, grau	Fort-schrei-tend	30 Minuten
Typ 4	Hell-braun, oliv	Dunkel-braun	Braun, dunkel-braun	Schnell	45 Minuten
Typ 5	Dunkel-braun	Dunkel-braun, schwarz	Dunkel-braun	-	60 Minuten
Typ 6	Schwarz	Schwarz	Dunkel-braun	-	90 Minuten

Aber Vorsicht! In der Tabelle sind maximale Werte bei der Eigen-schutzzeit aufgeführt. Der aktuelle UV-Index spielt ebenfalls eine Rolle, du kannst ihn in deiner Wetter-App oder im Internet nach-lesen. Je höher der UV-Index ist, desto schneller kann bei unge-schützter Haut ein Sonnenbrand auftreten. So ist ab einem Wert von 3 Sonnenschutz erforderlich, ab 8 wird ein erhöhter Schutz dringend empfohlen. Doch nur weil die Haut sich eine Weile selbst schützen kann, heißt das nicht, dass du das bis zuletzt ausnutzen solltest. Die genannten Zeiten gelten zudem nicht für Kinder, bei welchen die Schutzmechanismen noch nicht so ausgeprägt sind. Ein zusätzlicher Schutz ist hier also besonders wichtig!

Die Sache ist nämlich die: Unsere Haut altert nicht nur schneller durch zu viel Sonne, sondern sie bekommt auch Schäden, die wir direkt sehen können. Bestimmt kennst du das: Die ersten Sonnenstrahlen machen sich im März nach einem langen Winter bemerkbar. Dein Herz hüpft vor Freude und du ergreifst sofort die Gelegenheit und genießt einen Nachmittag auf dem Balkon. Ans Eincremen denkst du nicht – immerhin ist ja noch nicht einmal Frühling! Nach kurzer Zeit hast du den Schlamassel. Deine Haut ist gerötet und schmerzt: Du hast einen Sonnenbrand. Den kannst du übrigens auch am Auge bekommen. Neben den unmittelbar sichtbaren und spürbaren Schäden steigt das Risiko für Hautkrebs, je länger du dich in der Sonne aufhältst. Hier sind vor allem Menschen gefährdet, die viel im Freien sind. So haben Bauarbeiter und Landwirte, Sportler und Segler ein besonders hohes Hautkrebsrisiko.

Glücklicherweise kannst du dich aber schützen. Dank Sonnencreme kannst du die Zeitspanne verlängern, die du dich in der Sonne aufhalten kannst, ohne Probleme zu bekommen. Hier gilt: Viel

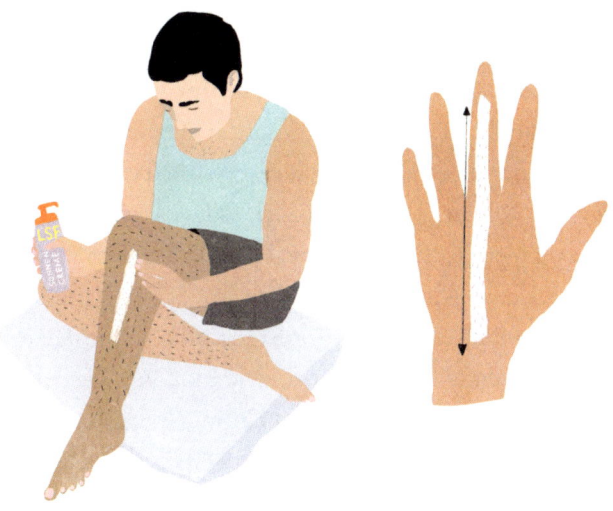

Verwende jeweils ein Strang Sonnencreme von der Länge deiner Hand für: Gesicht, Nacken, Hals, Brust, Bauch, rechten und linken Arm. Für die Beine und den Rücken brauchst du jeweils zwei Cremestränge.

hilft viel. Du verwendest etwa einen Strang Creme von der Länge
deiner Hand für jeden Körperbereich. Am besten cremst du dich
eine halbe Stunde vor dem Sonnenbaden ein und wiederholst das
Ganze alle zwei bis drei Stunden und wenn du wieder aus dem
Wasser herauskommst, falls du schwimmen bist. Du solltest dich
übrigens auch dann eincremen, wenn es bewölkt ist. Denn der
Großteil der Sonnenstrahlen geht durch eine leichte Wolkendecke
einfach hindurch. Außerdem kannst du die Strahlen um etwa
50 Prozent reduzieren, indem du dich im Schatten aufhältst. Zwischen 10 und 15 Uhr solltest du jedoch möglichst nicht in die Sonne gehen, da hier die Strahlung am stärksten ist. Nicht zuletzt gilt:
Ein Hut und lange Kleidung verstärken den Schutz.

Selbst wenn du jetzt alles dafür tust, dass die Sonne deiner Haut
nicht schadet, gibt es immer noch andere Einflüsse, die dein Äußeres altern lassen. Dazu gehören Luftverschmutzung, Rauchen, mangelnde Hautpflege, schlechte Ernährung und dass wir älter werden.
Dann gibt es noch eine Sache, die wir selbst gar nicht in der Hand
haben. Nämlich das, was unsere Eltern uns mitgegeben haben: unsere Gene. Forscher haben einen Zusammenhang zwischen der

Hautalterung und gewissen Erbfaktoren entdeckt, die durch das Protein NF-Kappa-B gesteuert werden. Bei Mäusen konnte man, indem das Protein blockiert wurde, kurzzeitig erreichen, dass die Haut sich verjüngt hat. Das sind doch hoffnungsvolle Neuigkeiten, oder? Inwiefern man sich diese Ergebnisse aber für uns Menschen zunutze machen kann, ist leider noch nicht geklärt. Hautalterung ist also nicht vermeidbar, sondern vorprogrammiert und sie wird obendrein durch Sonnenlicht extrem beschleunigt.

Bevor du nun aber gar nicht mehr nach draußen gehst, um ewig jung auszusehen, lass dir gesagt sein: Die Sonne hat durchaus eine heilsame Wirkung auf deine Haut. Zum Beispiel kann sie Erkrankungen wie zum Beispiel Schuppenflechte verbessern. Außerdem ist sie notwendig, damit deine Haut Vitamin D bilden kann. Du siehst: Auch wenn die Sonne deiner Oberfläche einerseits schadet, tut sie ihr andererseits wiederum gut. Es verhält sich also auch hier wie mit allen anderen Dingen: Alles hat zwei oder auch mehr Seiten.

Dein Körper – deine Stadt

Deine Stadt ist nun vollständig. Es liegt an dir, alles dafür zu tun, damit sie nicht nur bewohnbar ist, sondern damit du dich in ihr so richtig wohl- und zu Hause fühlen kannst. Das richtige Maß an Sonne, abwechslungsreiche Kost, Bewegung und eine ordentliche Prise Selbstfürsorge sind hierbei gute Zutaten. Vielleicht schätzt du die Kleinigkeiten, die dein Körper für dich tut, von nun an etwas mehr. Vielleicht hältst du für einen Augenblick inne und nimmst wahr, wie dein Brustkorb sich hebt und senkt, während du atmest. Wie dein Herz schlägt, ohne dass du etwas dafür tun musst. Wie deine Haut genau fühlt, wie warm die Luft um dich herum ist. Während deine Augen gleichzeitig diese Zeilen lesen, das Bild an dein Gehirn schicken, damit du auch verstehen kannst, was du siehst. Erstaunlich, was du in einem einzigen Moment alles erleben kannst!

ALLTAGSSYMPTOME –
*was dein Körper
dir sagen will*

Wenn der Schädel brummt

Ganz ehrlich: So großartig dein Körper auch ist – manchmal tanzt er aus der Reihe. Du fragst dich dann angestrengt, was du falsch gemacht hast, dass du plötzlich wie aus dem Nichts Kopfschmerzen bekommst. Oder Bauchweh. Du kannst doch gar nichts dafür, meinst du. Lass uns mal einen genaueren Blick darauf werfen, was uns alltägliche Leiden mitteilen wollen!

Sonntagnachmittag. Du bist entspannt in dein aktuelles Lieblingsbuch vertieft. Auf einmal ist etwas seltsam: Hier und da fehlen Buchstaben im Text. Stattdessen siehst du einen hellen Fleck mit einem gezackten Rand, ähnlich wie eine Sprechblase in einem Comic. Er wird von Minute zu Minute größer. Dich packt die Angst. Was ist das? Abwechselnd kneifst du die Augen zu und merkst, dass beide Augen dieses komische, flimmernde Ding sehen. Der Fleck wandert allmählich zur Seite, bis er irgendwann aus deinem Gesichtsfeld verschwunden ist und alles wieder normal aussieht. Erleichterung macht sich in dir breit … und dann setzen plötzlich Kopfschmerzen ein. Krasse Kopfschmerzen.

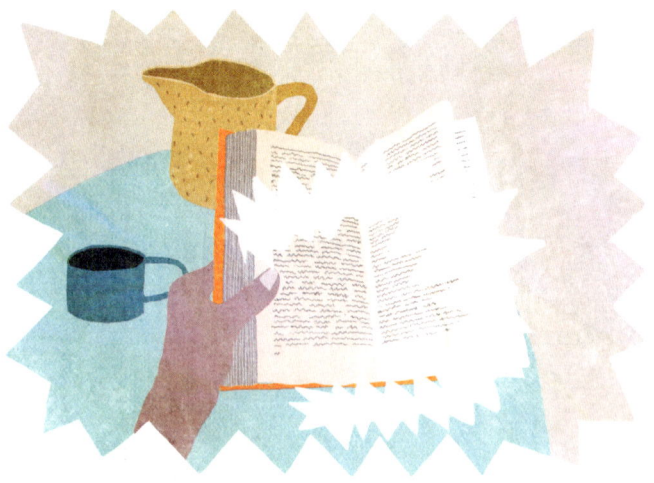

Was du da erlebst, ist ein Migräneanfall. Etwa jeder Zehnte leidet unter Migräne. Was hierbei im Gehirn schiefläuft, ist bisher nicht endgültig geklärt. Nach aktuellem Forschungsstand scheinen Nervenzellen in bestimmten Arealen überaktiv zu sein, sodass das Gehirn auf Reize überempfindlich reagiert. Außerdem spielt eine erbliche Veranlagung eine wichtige Rolle. Meist beginnen die Migräneanfälle während der Pubertät und häufen sich zwischen dem 30. und 40. Lebensjahr. Es gibt verschiedene Faktoren, sogenannte Trigger, die einen Anfall auslösen können. Dazu gehören unter anderem Stress, zu viel oder zu wenig Schlaf, Hormonveränderungen (zum Beispiel während des Zyklus), Lärm, Reizüberflutung, Wetterumschwünge, das Auslassen von Mahlzeiten, aber auch bestimmte Nahrungsmittel wie Schokolade oder Alkohol.

Ein Migräneanfall durchläuft oft typische Phasen. Bereits am Vortag können sich Vorboten bemerkbar machen. Die Stimmung schwankt, Betroffene haben Heißhunger oder fühlen sich ungewöhnlich durstig oder sehr schläfrig. Kurz vor dem Beginn der eigentlichen Kopfschmerzen kann dann eine sogenannte Aura wie in unserem Beispiel auftreten. Sie zeichnet sich durch Sehstörungen

Das kann bei einem Migräneanfall helfen
- Ziehe dich in einen ruhigen, abgedunkelten Raum zurück.
- Ruhe dich aus.
- Mach kühlende Kopfumschläge.
- Trinke ausreichend.
- Nimm frühzeitig (und natürlich nur nach Rücksprache mit deinem Arzt) Medikamente gegen Migräne ein.

mit Lichtblitzen oder flackernden Linien aus. Die Sprache kann so stark beeinträchtigt sein, dass Betroffene keine sinnvollen Worte hervorbringen. Vielleicht wird ihnen schwindelig, bei manchen tritt auch ein Kribbeln oder sogar ein Schwächegefühl auf. Die Symptome der Aura sind aber zum Glück nur temporär. Sie hinterlassen keinen dauerhaften Schaden.

Anschließend setzen meist starke pulsierende oder stechende Kopfschmerzen ein, die bis zu drei Tagen anhalten können. Die Patienten sind häufig sehr licht- und lärmempfindlich und leiden obendrein unter Übelkeit und Erbrechen. Nach einem Vergnügen klingt das wahrlich nicht. Zwar wird Migräne oft als trivial abgetan und der Begriff zudem inflationär für herkömmliche Kopfschmerzen gebraucht – mit einer echten Migräne geht es dir aber wirklich alles andere als gut.

Kopfschmerzen können also Symptom einer Migräne sein. Viel häufiger liegt der Auslöser aber ganz woanders. Dabei braucht es scheinbar nicht viel, damit der Schädel brummt. Du sitzt stundenlang konzentriert vorm Bildschirm – der Kopf schmerzt. Nach einem langen Arbeitstag kommst du nach Hause, setzt dich aufs Sofa und willst ein bisschen entspannen – der Kopf beginnt, wehzutun. Du liegst mit einer dicken Erkältung im Bett – am liebsten würdest du dein Haupt gar nicht bewegen.

Noch mal zur Erinnerung: Du weißt bereits, dass das Gehirn nicht wehtun kann. Der Schmerz kommt von den Hirnhäuten. Die melden, dass irgendetwas nicht stimmt. Oft sind es sehr einfache Faktoren, die wir selbst verändern können, um die Schmerzen wieder loszuwerden.

Ein sehr häufiger, leicht zu behebender Grund für Kopfweh ist Flüssigkeitsmangel, dicht gefolgt von Schlafmangel und Stress. Etwas weniger offensichtlich als Grund sind Verspannungen der Nackenmuskulatur – etwa durch zu viel Bildschirmarbeit. Die kleinen

Muskeln, die den Hals mit dem Hinterkopf verbinden, verkrampfen und sorgen so für Schmerzen. Diese sogenannten Spannungskopfschmerzen können beidseitig auftreten, sich auf die Stirn oder auf den Hinterkopf konzentrieren und werden meist als dumpf-drückend beschrieben.

Wenn dein Schädel also wieder einmal schwer ist, muss nicht unbedingt sofort ein Schmerzmittel her. Checke stattdessen zuerst, ob einer der oben genannten Punkte der Übeltäter sein könnte. So kann bereits eine schnelle Erleichterung eintreten, wenn du deinen Flüssigkeitshaushalt mit genügend Wasser oder Tee wieder aufpäppelst und frische Luft schnappen gehst. Eine Mütze Schlaf genauso wie Entspannungsübungen für den Nacken können ebenfalls wahre Wunder wirken. All diese Maßnahmen sind zudem sehr gut dafür geeignet, Kopfschmerzen vorzubeugen. Achte also darauf, dass du im Laufe des Tages ausreichend trinkst und genügend Pausen machst, auch an der frischen Luft.

Was dir Bauchschmerzen bereitet

Bauchweh ist so eine Sache. Im Bauchraum ist sehr viel Platz für die unterschiedlichsten Organe, sodass der Auslöser für Schmerzen auf den ersten Blick so ziemlich überall liegen kann. Bauchschmerzen können Ausdruck vielerlei Erkrankungen sein.

Häufig liegt die Ursache bei den Organen des Verdauungstrakts, also dem Magen oder Darm. Du musst nur einmal etwas Schlechtes gegessen oder dir einen Magen-Darm-Virus eingefangen haben – und schon rumort es im Bauch. Auch zu große Portionen beim Essen können zu Beschwerden führen, da der Magen stark gedehnt wird. Aus dem gleichen Grund haben viele Menschen nach einer Fast-Food-Orgie Probleme, da fettiges Essen länger im Magen verweilt und unangenehm drückt. Gleichzeitig wird mehr Magensäure produziert, die die Schleimhaut reizt.

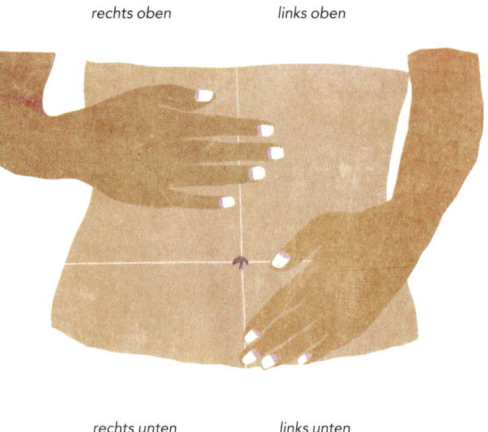

Andere Quellen für Bauchbeschwerden können die Eierstöcke, die Niere, der Harnleiter und die Harnblase sein. Auch die Gallenblase oder die Bauchspeicheldrüse können Schmerzen bereiten. Manchmal liegt die Ursache aber auch außerhalb des Bauchraumes. So können zum Beispiel das Herz, Erkrankungen der Lunge, Vergiftungen und selbst die Psyche der Ursprung für Bauchschmerzen sein. Bei Kindern lässt sich Bauchweh besonders schwer einschätzen, da sich auch eine Mandelentzündung oder Kinderkrankheiten wie zum Beispiel Scharlach dahinter verbergen können. Hm, ganz schön unbefriedigend, oder?

Ein Arzt muss also regelrecht zum Detektiv werden, wenn sich ein Patient mit Bauchschmerzen vorstellt. Ein dahingemurmeltes »Beschreiben Sie bitte die Schmerzen!« und der Patient fragt sich verwundert, was er jetzt großartig zu seinem Problem erzählen soll. Bauchschmerzen sind halt Bauchschmerzen. Dass aber auch dieses herkömmliche Alltagssymptom mindestens zwei Seiten im Freundschaftsalbum füllen kann, ist vielen gar nicht bewusst. Der Arzt arbeitet also seinen Fragenkatalog ab und macht sich nebenbei Stichpunkte: »Seit wann bestehen die Beschwerden? Welchen Charakter haben die Schmerzen? Wie stark sind sie? Ist der Schmerz plötzlich aufgetreten? Wo hat er begonnen? Wo sind die Schmerzen jetzt lokalisiert? Strahlen sie in andere Körperregionen aus? Welche weiteren Symptome begleiten den Schmerz?« So viele Fragen, und das auch noch, wenn es dir ohnehin nicht so blendend geht – Überforderung pur! Damit du weißt, wie du die Situation mit links meisterst, findest du hier ein paar mögliche Antworten.

- Lokalisation: rechts oder links, Ober- oder Unterbauch, gesamter Bauch
- Charakter: dumpf, stechend, ziehend, krampfartig, scharf, kolikartig, Dauerschmerz
- Ausstrahlen: Schultern, Rücken, Leiste, Becken
- Begleitsymptome: Übelkeit, Erbrechen, Durchfall, Verstopfung, Fieber

Die Therapie hängt nun von der jeweiligen Ursache ab. Bei einer Magen-Darm-Infektion helfen Bettruhe und eine Wärmflasche. Darüber hinaus solltest du viel trinken, am besten leicht gesalzenen Tee oder Brühe. Wenn du Appetit hast, empfiehlt sich leichte Kost, zum Beispiel klare Suppen, Zwieback, zerdrückte Banane, Möhrenbrei oder gekochte Haferflocken. Schlinge das Essen nicht hinunter, sondern nimm verteilt über den Tag kleine Mengen zu dir, um zu sehen, wie dein Körper reagiert.

Wenn die Beschwerden trotz Behandlung allerdings nicht besser werden, wenn sie sehr plötzlich auftreten, sich rasch verschlimmern oder wenn heftige Rücken- oder Brustschmerzen hinzukommen, dann solltest du unbedingt einen Arzt verständigen. Weitere eindeutige Warnsignale sind ein brettharter Bauch, Erbrechen von Blut oder Kot (ja, das geht!), Blut im Stuhl oder im Urin sowie Bewusstseinsstörungen.

Kannst du auch etwas tun, um Bauchschmerzen vorzubeugen? Ja! Dein Bauch freut sich, wenn du dich ballaststoffreich, fettarm und abwechslungsreich ernährst. Auf übermäßigen Kaffeekonsum sowie Alkohol solltest du verzichten, um deine Verdauungsorgane zu schonen. Außerdem tut es dir gut, wenn du dir Zeit beim Essen lässt, genügend trinkst und dich regelmäßig bewegst.

Schnell gereizt – Sensibelchen Darm

Was aber tun, wenn dein Bauch immer wieder Probleme macht und keine richtige Ursache gefunden wird?

Im Laufe deines Lebens verspeist du über 30 Tonnen Nahrung. Das ist so viel, wie auf drei Lastwagen passt. Diese Menge muss auch dein Darm verdauen und dabei eine ganze Menge aushalten. Nicht nur Unmengen von Lebensmitteln und Getränken, sondern auch Keime, Medikamente und Schadstoffe. Mal ist er durch die Nahrung gedehnt, mal leer, mal blähen ihn Gasblasen auf. Er ist aber nicht nur für die Verdauung zuständig, sondern in ihm werden auch Hormone produziert und Krankheitserreger abgewehrt. Um all das zu regeln, gibt es im Darm Millionen von Nervenzellen. Das Nervensystem des Darms steht zudem mit dem Gehirn in Kontakt, was erklärt, warum wir schnell Probleme mit der Verdauung bekommen, wenn wir zum Beispiel krank oder gestresst sind oder es uns seelisch nicht gut geht.

Einige Menschen haben einen besonders empfindlichen Darm. Sie leiden unter ständigen Bauchschmerzen, Blähungen, Verstopfung oder Durchfall. Häufig ist auch der Kot verändert. Diese Kombination ist bei längerem Bestehen typisch für das sogenannte Reizdarmsyndrom. Die Art der Bauchschmerzen ist dabei recht unterschiedlich. Sie können stechend sein oder dumpf, krampfartig und auch an mehreren Stellen auftreten. (Du merkst, wie nützlich jetzt das Wissen um die unterschiedlichen Antwortmöglichkeiten von vorhin ist!) Hinzu kann ein Völlegefühl kommen, außerdem schleimiger Stuhl oder das Gefühl unvollständiger Entleerung, obwohl man gerade auf Toilette war. Die Beschwerden können einzeln oder gemeinsam auftreten, ineinander übergehen oder sich abwechseln. Was für ein Durcheinander! Das macht die Diagnose leider auch ziemlich schwierig. Die Patienten stellen sich immer und immer wieder mit ihren Beschwerden vor, sie werden untersucht und letztlich hilft am Ende nur das Ausschlussverfahren. Der Arzt klärt also erst einmal alle möglichen Erkrankungen ab – mit einer körperlichen Untersuchung, Laborwerten, Ultraschall oder einer Magen- und Darmspiegelung. Wenn nichts Konkretes gefunden wird, lautet die Diagnose »Reizdarmsyndrom«.

Jeder Zweite mit Magen-Darm-Beschwerden leidet darunter. Frauen sind deutlich häufiger betroffen als Männer. Was wiederum

Das kann bei einem Reizdarmsyndrom helfen

- Nimm dir Zeit beim Essen und kaue richtig. So wird die Nahrung im Mund vorverdaut, was die nachfolgenden Verdauungsorgane entlastet.
- Allgemein ist wichtig, dass du dich ausgewogen ernährst, Stress verringerst, dich ausreichend bewegst und genügend trinkst.
- Ein Tagebuch mit Informationen über deine Mahlzeiten, deine Medikamente und dein aktuelles Stresslevel kann helfen, Auslöser zu entlarven.
- Bei akuten Problemen kann eine Wärmflasche deine Beschwerden lindern.
- Blähende Nahrungsmittel wie Kohl, Bohnen oder Zwiebeln solltest du bei Blähungen vermeiden. Tee mit Kümmel oder Pfefferminztee kann die Beschwerden lindern.
- Es gibt verschiedene Medikamente und psychotherapeutische Verfahren, die die Beschwerden lindern können. Hierfür solltest du mit deiner Ärztin sprechen, um zu schauen, was für dich sinnvoll ist.

die Frage aufwirft, warum das so ist beziehungsweise woher genau das Syndrom kommt. Die Ursachen sind bis jetzt leider nicht komplett geklärt. Ein Faktor scheint eine gestörte Darmperistaltik zu sein (das sind die Bewegungen des Darms). Einige Menschen scheinen wiederum Schmerzen im Bauchraum deutlicher wahrzunehmen als andere, womöglich weil die Botenstoffe nicht ausbalanciert sind. Daneben kann auch ein unausgewogenes Darmmikrobiom die Ursache sein genauso wie ein Magen-Darm-Infekt. Außerdem wirken sich Stress, Angst und Nervosität auf den Darm aus. Leider kommt das Reizdarmsyndrom selten allein, sondern häufig in Zusammenhang mit anderen Erkrankungen wie Depressionen, Angststörungen oder Migräne.

So ein bisschen Bauchweh, Blähungen und Durchfall klingt im ersten Moment vielleicht nicht so schlimm. Für Betroffene ist aber die Lebensqualität oft sehr stark eingeschränkt. Die Bauchschmerzen sind häufig sehr quälend, mitunter müssen sie sich ständig in der Nähe einer Toilette aufhalten, weil sie schnell Durchfall bekommen, was sich negativ auf das Sozialleben auswirken kann. Daneben ist das Ganze auch psychisch sehr belastend.

Zwar gibt es kein universelles Rezept, mit welchem die Beschwerden von heute auf morgen verschwinden. Jedoch gibt es einige Tipps, die dir helfen können, wenn du vom Reizdarmsyndrom betroffen bist (siehe Kasten auf Seite 77).

Den Frosch im Hals

Halsschmerzen kennt jeder. Es beginnt mit einem leichten Kratzen im Hals, du musst dich ständig räuspern. Dann fällt das Schlucken schwer und am Ende bereitet dir sogar das Sprechen Schmerzen. Halsschmerzen treten häufig während der kalten Jahreszeit im Rahmen von Erkältungskrankheiten auf. Es gibt aber auch zahlreiche andere Gründe dafür.

Nicht dazu gehören schon mal quakende Amphibien. Zwar heißt es »Einen Frosch im Hals haben«, allerdings geht die Redewendung auf das lateinische Wort »Ranula« zurück. Das bedeutet übersetzt »Fröschlein« und ist gleichzeitig die medizinische Bezeichnung für eine Geschwulst, die sich unter der Zunge befindet und Beschwerden beim Schlucken und Sprechen hervorrufen kann. Im Laufe der Zeit ist so der »Frosch im Hals« ein Synonym für ein unangenehmes Gefühl im Hals geworden, das man mit starkem Räuspern versucht loszuwerden.

Im Gegensatz dazu entstehen echte Halsschmerzen so: Wenn die Schleimhaut im Mund- oder Rachenbereich etwa durch Krankheitserreger gereizt wird, werden Botenstoffe freigesetzt, durch die das betroffene Gewebe sich erweitert und anschwillt. Meist ist das ein natürlicher Prozess im Sinne einer Abwehrreaktion. Gleichzeitig werden Rezeptoren, die Schmerz wahrnehmen, sensibler. Wir bekommen Schluckbeschwerden und Schmerzen. Auslöser hierfür sind in den meisten Fällen Viren, hin und wieder auch Bakterien wie zum Beispiel Streptokokken. Letztere sind für die schmerzhafte Mandelentzündung verantwortlich, welche uns im ersten Kapitel beschäftigt hat. Außerdem können Stoffe aus der Umwelt wie Chemikalien, Staub oder Tabakrauch die Schleimhäute reizen. Selbst Allergien können neben einer laufenden Nase von Schmerzen im Hals begleitet sein. Die Gründe können aber auch weiter entfernt liegen, so kann bei Sodbrennen Magensäure über die Speiseröhre bis in den Rachen zurückfließen und die dortige Schleimhaut angreifen. Manchmal ist die Ursache für ein Kratzen im Hals aber auch ganz einfach: Lautes Mitsingen beim Rockkonzert hat deine Stimme stark beansprucht.

Das Erscheinungsbild von Halsweh reicht von einem leichten Kratzen über Schluckbeschwerden bis hin zu starken Schmerzen. Die Schmerzen können mitunter bis in die Ohren ausstrahlen oder von allgemeinen Symptomen wie Kopf- und Muskelschmerzen begleitet sein. Die Stimme kann belegt sein oder komplett versagen. Wenn du sanft deinen Hals abtastest, spürst du vielleicht auch geschwollene Lymphknoten. Erstaunlich, wie so ein bisschen Hals die Lebensqualität doch einschränken kann! Umso wichtiger ist, dass du jetzt schnell etwas dagegen unternimmst. Hier gibt es unter den angeblich wirksamen Hausmitteln allerdings einige Mythen, die sich hartnäckig halten.

- Der Klassiker ist Alkohol. Fakt ist: Alkohol tötet Keime ab, weshalb er zum Beispiel in Desinfektionsmitteln eingesetzt wird. Im Fall von Halsschmerzen ist ein Schnaps aber fehl am Platz. Er ist nicht hochprozentig genug und – was noch viel wichtiger ist – Alkohol reizt die ohnehin entzündete Rachenschleimhaut. Zudem schwächt er die Immunabwehr, sodass die Infektion nur noch schlimmer wird.
- Ebenso wenig ist Essig ein sinnvolles Hausmittel. Zwar tötet er Bakterien ab, doch die Säure schädigt in zu hoher Dosis die Schleimhäute.
- Ein weiterer beliebter Tipp ist Flüstern. Viele Menschen glauben, dass ihre Stimme auf diese Weise schneller zurückkommt. Dabei ist genau das Gegenteil der Fall, denn Flüstern ist sehr anstrengend für unsere Stimme. Besser ist es, wenn du im wahrsten Sinne des Wortes den Mund hältst oder höchstens leise redest.

Jetzt weißt du also schon mal, was nicht funktioniert. Was aber sollst du tun? Das A und O bei Halsschmerzen ist, dass du genügend trinkst, damit die Schleimhäute feucht gehalten und die Krankheitserreger ausgeschwemmt werden – am besten Wasser und warmen Kräutertee. Vor allem Thymian und Salbei tun bei einer angeschlagenen Stimme gut und wirken entzündungshemmend. Vielleicht fragst du dich, wie du trinken sollst, wenn der Hals doch so schmerzt: Nimm einen Trinkhalm, damit wird Schlucken deutlich einfacher. Auf Fruchtsäfte oder kohlensäurehaltige Getränke solltest du im Übrigen verzichten, da sie die Schleimhaut reizen und so die Beschwerden verstärken können. Neben Trinken sind viel Ruhe und Schlaf wichtig. Außerdem können Halswickel, Dampfinhalationen, Lutschtabletten oder Gurgellösungen helfen.

Wer nicht hören will …

Auf der Liste der Leid bereitenden Körperbereiche reiht sich noch ein weiteres Organ ein, das uns ganz ordentlich piesacken kann: das Ohr.

Ist dir schon einmal aufgefallen, dass die Ohren bei jedem Menschen anders aussehen? Ihre Form verdanken wir unseren Genen. – Dein Ohr ist so einzigartig wie dein Fingerabdruck.

Unser Hörorgan ist äußerst sensibel. Da es ein Sinnesorgan ist, das Informationen aus der Umwelt aufnimmt, ist das auch nur vernünftig. So werden kleinste Irritationen und Abweichungen vom Normalzustand registriert und unser Körper kann eingreifen. In der Haut und Schleimhaut verlaufen viele Nerven. Werden die gereizt, bekommen wir das schnell zu spüren. Wie weh es doch tut, wenn du versehentlich die Haut im Gehörgang mit einem Wattestäbchen verletzt! Und wie seltsam, dass du Ohrenschmerzen bekommst, obwohl du eine Mandelentzündung hast!

So seltsam ist das aber gar nicht, wenn du weißt, dass es eine Verbindung zwischen dem Nasen-Rachen-Raum und dem Mittelohr gibt, die sogenannte Ohrtrompete oder Eustachische Röhre. Dadurch greifen Infekte leicht auf das Ohr über, wenn die Krankheitserreger aufsteigen. Und schon wird aus dem Schnupfen eine Mittelohrentzündung. Aber auch von außen können Keime ins Innere gelangen, wenn das Trommelfell, welches das Mittelohr vom äußeren Bereich trennt, defekt ist. Vielleicht durftest du dir schon als Kind von deinen Eltern anhören, dass ein Wattestäbchen nichts in

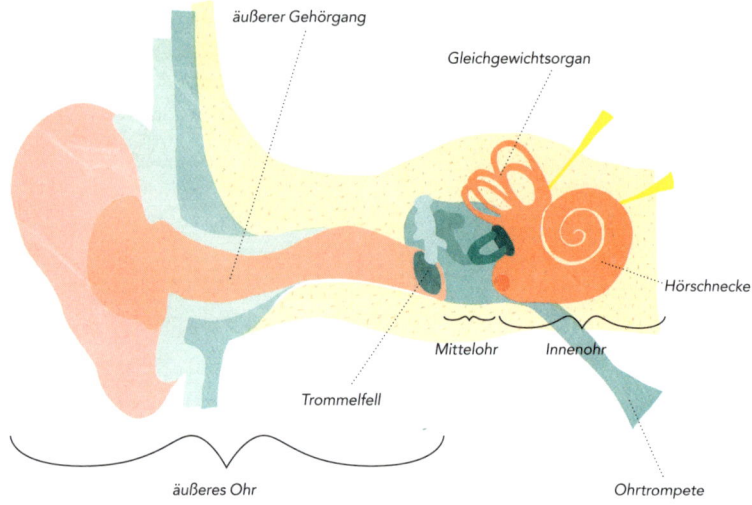

äußerer Gehörgang

Gleichgewichtsorgan

Hörschnecke

Mittelohr   Innenohr

Trommelfell

äußeres Ohr

Ohrtrompete

deinem Ohr verloren hat. Trotzdem benutzt du es. Einmal abgerutscht und – schwups – reizt oder verletzt du sogar dein Trommelfell. Wer nicht hören will …

Ohrenschmerzen können sehr qualvoll sein. Sie können einen stechenden, pulsierenden oder dumpfen Charakter haben. Mitunter spürst du ein Druckgefühl, hast Schwierigkeiten beim Hören oder du hast ein Rauschen, Fiepen oder Pfeifen im Ohr. Besonders fies wird es, wenn Schwindel, Kopfschmerzen oder Fieber hinzukommen. Mit der Behandlung sollte jetzt nicht lange gewartet werden, denn abgesehen von den sehr unangenehmen Symptomen kann eine Mittelohrentzündung wirklich gefährlich werden. Sie kann sich ausbreiten und dazu führen, dass auch das Innenohr dauerhaft geschädigt wird. So kann zum Beispiel dein Gleichgewichtsorgan beeinträchtigt werden. Durch die unmittelbare Nähe des

Ohrs zu dem Nerv, der die mimische Muskulatur versorgt, kann auch eine Lähmung der Gesichtsmuskeln auftreten. Des Weiteren kann sich der umliegende Knochen entzünden, ebenso Gehirn und Hirnhäute. Das ist definitiv alles andere als banal.

Was also ist zu tun? Es kann sehr gut sein, dass du nicht drum herumkommst, Medikamente gegen die Entzündung und Schwellung einzunehmen. Vielleicht brauchst du auch Antibiotika. Daher solltest du dich mit deinen Ohrenschmerzen auf jeden Fall beim Hals-Nasen-Ohren-Arzt vorstellen.

Fieber – gesünder, als du denkst!

Findest du Fieber auch so unangenehm? Dieses schlimme Schwitzen, auf einmal friert man und zittert ohne Ende, um kurz darauf wieder vor sich hin zu glühen. Man kann nichts anderes machen, als im Bett zu bleiben. So ätzend das auch ist – Fieber ist durchaus sinnvoll.

Fieber bedeutet, dass die Körpertemperatur ansteigt. Diese wird vom Wärmeregulationszentrum, dem Hypothalamus, im Gehirn gesteuert. So wird sichergestellt, dass in Herz, Nieren und Leber durchgehend eine unveränderte Temperatur herrscht. Normalerweise liegt sie bei ungefähr 37 Grad Celsius, das ist bei jedem Menschen etwas verschieden. Die Temperatur schwankt im Laufe des Tages, morgens ist sie am niedrigsten und am späten Nachmittag am höchsten. Wenn aber schädliche Einflüsse wie zum Beispiel Krankheitserreger versuchen uns zu drangsalieren, heizt sich unser Körper auf. Das ist eine natürliche Abwehrreaktion, da Krankheitskeime einer höheren Temperatur schlechter standhalten können. Ab 37,5 Grad Celsius sprechen wir von erhöhter Temperatur und ab 38 Grad von Fieber. Bei Fieber wird die Körperoberfläche weniger stark durchblutet, wodurch wir weniger Wärme an die Umgebung verlieren. Wir fangen an zu zittern, damit unsere Muskeln Wärme produzieren. Das ist der bekannte Schüttelfrost. Frieren und Schweißausbrüche wechseln sich ab, wir bekommen Durst, Kopfschmerzen und fühlen uns schlapp. Auch wenn es unangenehm ist, überstehen wir leichtes Fieber in der Regel ganz gut.

Um die Temperatur genau zu bestimmen, ist die Messung mit dem Thermometer im Po (rektal) vielleicht nicht am angenehmsten, aber am genauesten. Man kann auch unter der Zunge oder im Ohr messen. Unter der Achsel bekommt man nicht selten stark abweichende Werte, das ist nicht zu empfehlen. Wichtig ist, dass du immer am gleichen Ort misst, um die Messwerte im Laufe des Tages miteinander vergleichen zu können.

Übrigens: Fieber ist nur ein Symptom und keine Erkrankung. Das wird gern verwechselt. Die Ursachen dafür liegen woanders. Am häufigsten wird Fieber durch Infektionen ausgelöst, also durch Viren oder Bakterien. Daneben können aber auch Medikamente und schwere Erkrankungen wie zum Beispiel Krebs die Temperatur ansteigen lassen. Gefährlich wird es dabei ab etwa 40 Grad. Dann fällt es unseren Organen immer schwerer, richtig zu arbeiten, sodass wir an Fieber sogar sterben können. Bei Vorerkrankungen kann

Das hilft bei Fieber

Bei nicht zu starken Symptomen können dir folgende Tipps wieder auf die Beine helfen:

- Wichtig ist vor allem, dass du viel trinkst: für jedes Grad über 37 Grad Celsius einen halben bis einen Liter Flüssigkeit zusätzlich zu den rund eineinhalb Litern Wasser, die empfohlen werden. Am besten sind Wasser oder Tee.
- Ruhe dich aus. Bleib im Bett oder auf dem Sofa und mache nichts, was dich anstrengt.
- Bei Fieber ab 39 Grad können dir fiebersenkende Medikamente aus der Apotheke helfen.
- Mit kühlenden Wadenwickeln kannst du ebenfalls das Fieber senken. Hierfür nimmst du nasse Tücher und wickelst sie um die Waden. Drumherum kommt ein trockenes Tuch. Der restliche Körper sollte unbedingt warm gehalten werden. Das kannst du zwei- bis dreimal für je fünf Minuten wiederholen. Kühle jedoch nicht zu schnell, weil das deinen Kreislauf belastet.
- Leichtes Fieber bis 39 Grad muss nicht direkt gesenkt werden, schließlich hat es durchaus einen Sinn, dass die Temperatur steigt.

aber auch ein mittelschweres Fieber schon problematisch werden. Babys und Kinder können durch Fieber wiederum epileptische Anfälle – sogenannte Fieberkrämpfe – bekommen.

Da Fieber also ernste Ursachen und Folgen haben kann, solltest du zum Arzt gehen, wenn es länger als einen Tag anhält oder wenn es keinen erkennbaren Grund dafür gibt. Bei starken Beschwerden oder sehr hohem Fieber solltest du den Notruf wählen.

Epistaxis oder einfach nur Nasenbluten – meistens harmlos

Da sitzt du mit einer Tasse Ingwer-Zitronen-Tee bequem vor dem Fernseher und versuchst die Zeit totzuschlagen. Über die ersten drei Tage »krank zu Hause« hast du dich noch gefreut – endlich hattest du Zeit, in Ruhe die neue Staffel deiner Lieblingsserie anzuschauen. Du hast alle Folgen gebingewatcht und dein Kopf hat hinterher noch mehr wehgetan als ohnehin schon. Am vierten Tag ist alles nur noch nervig. Keine Serie, immer noch total erkältet, der Kopf dröhnt, der Hals schmerzt. Roboterhaft greifst du zum Taschentuch und putzt die Nase. Plötzlich spürst du ein »Platsch« auf deiner Kleidung. Böses ahnend schaust du an dir herunter. Wie entzückend doch das Rot des Blutflecks mit dem Weiß deines Lieblingspullis harmoniert!

Nasenbluten kommt oft völlig unerwartet. Ein leichter Stoß, starkes Schnäuzen oder selbst sanftes Naseputzen reichen aus, damit es blutet. Die Schleimhaut unseres Riechorgans ist nämlich sehr gut durchblutet. Im vorderen Bereich, dem sogenannten Locus Kiesselbachi, treffen viele feine Gefäße aufeinander. Diese bluten schnell, wenn sie gereizt werden. Ist die Schleimhaut auch noch vorgeschädigt, etwa durch Klimaanlagen, trockene Heizungsluft, eine Erkältung oder durch Nasenspray, ist sie noch verwundbarer.

Wenn du den warmen Lebenssaft von deiner Nasenspitze heruntertropfen spürst, solltest du schnell handeln:

1. Setze dich zunächst aufrecht hin und beuge den Kopf ein wenig nach vorn. So kann das Blut leichter abfließen und du kannst es in einer Schüssel oder mit einem Taschentuch auffangen.

2. Drücke die Nasenflügel mit den Fingern für einige Minuten zusammen, um die Blutung zu stoppen. Atme dabei durch den Mund weiter.

3. Lege einen kühlen Waschlappen oder ein Kühlpack in den Nacken. Die Gefäße in der Nase verengen sich, die Blutung lässt nach.

Entgegen des verbreiteten Tipps solltest du dich auf keinen Fall hinlegen oder den Kopf nach hinten neigen! Das Blut läuft sonst in den Rachen und durch die Speiseröhre in den Magen. Das kann Übelkeit und Erbrechen auslösen. Wirst du durch den Blutverlust bewusstlos, kann das Blut auch in die Atemwege gelangen. Abgesehen davon solltest du keine Taschentücher oder Ähnliches in die Nase stopfen! Beim Entfernen verletzt du die Schleimhaut und das Ganze geht von vorn los.

Falls du häufiger mit Nasenbluten zu tun hast, solltest du das von einem Hals-Nasen-Ohren-Arzt abklären lassen. Genauso wenn die Blutung nach 20 Minuten nicht aufhört (bei Kindern bereits früher!), da der Blutverlust sonst zu groß wird. Ansonsten helfen vorbeugend Dampfinhalationen, Nasensalben und -öle, aber auch Raumluftbefeuchter, damit die Schleimhaut nicht zu trocken wird. In der Nase bohren und zu starkes Schnäuzen solltest du indes vermeiden.

Schnarchen – Sägen am eigenen Ast

Ein Symptom, das nicht nur den Betroffenen selbst, sondern vor allem der Umwelt das Leben richtig schwer machen kann, ist Schnarchen.

Du liegst im Bett, bist total müde und willst einfach nur noch schlafen. Du rollst dich auf die Seite und bist beinahe schon am Träumen ... plötzlich hörst du ein markerschütterndes Sägen und bist wieder hellwach! Dein Bettnachbar liegt hingegen absolut entspannt auf dem Rücken – und schnarcht.

Schnarchen ist echt lästig. Nicht umsonst gibt es zig Beziehungstipps für Pärchen, weil der Partner schnarcht. Dabei ist Schnarchen weitverbreitet. Fast jeder Zweite schnarcht, Männer deutlich häufiger als Frauen. Was hat sich unser Körper aber nur dabei gedacht? Erfüllt Schnarchen – oder Rhonchopathie, wie die Medizin sagt – einen besonderen Zweck?

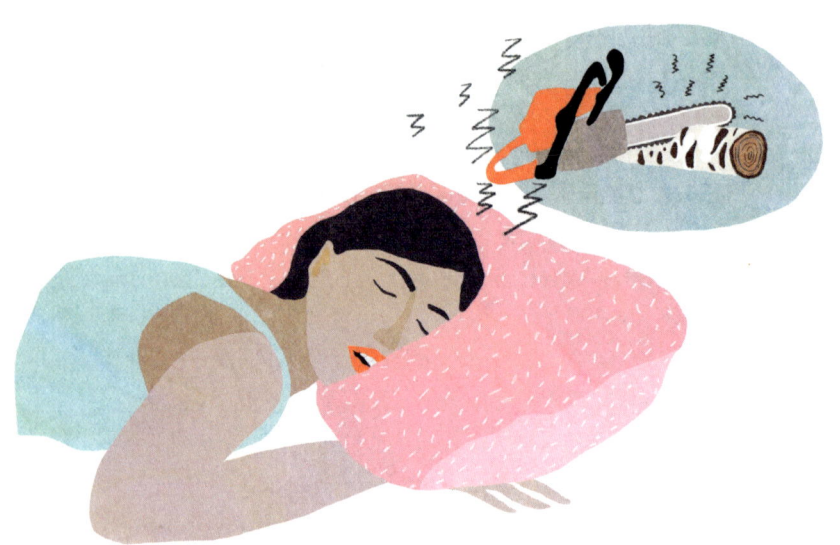

Während des Schlafens entspannt sich unser gesamter Körper und mit ihm entspannen sich fast alle Muskeln. Dabei erschlafft auch die Muskulatur in Mund und Rachen, sodass die oberen Atemwege plötzlich viel enger werden. Nun muss also plötzlich die gleiche Menge Luft durch eine kleinere Öffnung hindurch. Der Druck des Luftstroms steigt und hat somit viel mehr Kraft. Deshalb beginnen die Weichteile im Rachen wie Gaumensegel und Zäpfchen zu flattern – das Schnarchgeräusch entsteht. Es kann bis zu 90 Dezibel laut werden. Das entspricht etwa der Lautstärke einer Motorsäge oder der eines vorbeifahrenden Lasters. Zum Vergleich: Eine Unterhaltung in normaler Lautstärke hat etwa 50 Dezibel. Da ist kein Wunder, dass du alles andere als friedlich weiterschlafen kannst. Gequält wälzt du dich mit einem Kissen auf den Ohren von einer Seite auf die andere.

Dein Bettnachbar hingegen schläft friedlich weiter. Er bekommt das Schnarchen gar nicht mit. Am nächsten Morgen hat er vielleicht einen trockenen Mund oder Halsschmerzen, Kopfschmerzen. Womöglich ist ihm ein bisschen schwindelig. Wahrscheinlich fühlt er sich unausgeschlafen, dabei gilt: Je lauter er schnarcht, desto müder ist er am nächsten Tag. Die Konzentration kann gestört sein und die Leistung vermindert.

Warum manche Menschen schnarchen und andere nicht, ist nicht klar. Es gibt jedoch zumindest einige Faktoren, die das Ganze begünstigen beziehungsweise verstärken können, so zum Beispiel eine gestörte Nasenatmung durch eine geschwollene Schleimhaut, etwa im Rahmen einer Erkältung oder Allergie. Auch eine schiefe Nasenscheidewand kann das Schnarchen fördern, genauso wie Fehlstellungen des Kiefers, ein langes Gaumenzäpfchen oder eine sehr große Zunge. Kinder hingegen schnarchen häufig, weil die Rachen- oder die Gaumenmandeln vergrößert sind. Mit zunehmendem Alter wiederum wird unsere Muskulatur schlaffer, was Schnarchen verstärkt. Obendrein wird eine erbliche Komponente diskutiert. Schließlich gibt es auch noch äußere Faktoren, die Einfluss auf das Schnarchen haben. Alkohol und Schlafmittel entspannen die Gaumenmuskulatur zusätzlich, auch Übergewicht und eine ungünstige Schlafposition tragen zum Schnarchen bei. Liegen wir auf dem Rücken, fällt die Zunge nämlich etwas nach hinten.

Glücklicherweise gibt es aber einiges, was du dagegen unternehmen kannst, falls du selbst schnarchst. Wenn du häufig in Rückenlage schnarchst, solltest du dich beim Einschlafen auf die Seite legen. Dafür kannst du zum Beispiel ein Kissen so hinlegen, dass es dich stützt, oder aber eine spezielle Schlafweste tragen, die die Rückenlage verhindert. Im Mittelalter wurden dafür Stahlkugeln mit Hilfe eines Gurtes auf dem Rücken angebracht, um den Schlafenden davon abzuhalten, sich auf den Rücken zu drehen. Das sind die modernen Schlafrucksäcke oder Schlafwesten deutlich komfortabler. Noch moderner sind Lagesensoren, die dich mithilfe von Vibrationen dazu bringen, die Lage zu wechseln, wenn du dich nachts auf den Rücken drehst. Vielen hilft es auch, wenn sie mit leicht erhöhtem Oberkörper schlafen. Dadurch werden die Atemorgane nicht so stark eingeengt.

Es ist zudem wichtig, keine üppigen Mahlzeiten vor dem Schlafengehen zu sich zu nehmen genauso wie keinen Alkohol und keine Schlafmittel. Bei starkem Übergewicht wiederum kann es helfen, wenn du dein Körpergewicht reduziert. Daneben kannst du singen und Sprechübungen machen, um deine Muskulatur im Rachen zu trainieren. Ansonsten ist noch wichtig, auf die richtige Schlafhygiene und regelmäßige Schlafenszeiten zu achten, um erholsam zu schlafen. Nasenspray auf Meersalzbasis kann wiederum bei geschwollener Schleimhaut helfen. Häufig verwendet werden auch Nasenspreizer, die den Naseneingang offen halten und so die Atmung erleichtern. Unterkieferprotrusionsschienen, das sind spezielle Schienen vom Zahnarzt, straffen den Rachen. Es kann aber auch sein, dass eine Operation nötig ist, zum Beispiel wenn du Polypen in der Nase hast, wenn die Nasenscheidewand begradigt werden muss oder wenn es sinnvoll ist, die Gaumensegel zu straffen. Es gibt also einige Optionen für schnarchende Menschen.

Wenn Schnarchen krank macht

So nervig die Geräusche sein können, müssen wir uns dennoch klar machen, dass Schnarchen keine Krankheit an sich ist. Es kann allerdings eine Vorstufe zu einer ernst zu nehmenden Erkrankung sein: zu dem obstruktiven Schlafapnoe-Syndrom. Dabei steht die Atmung im Schlaf für einige Sekunden still, weil die oberen Atemwege massiv verengt beziehungsweise blockiert sind. Dadurch sinkt der Sauerstoffgehalt im Blut und der Kohlendioxidgehalt steigt. Der Puls verlangsamt sich. Im Gehirn wird dadurch ein Alarm ausgelöst, plötzlich atmet der Betroffene schneller, die Herzfrequenz steigt, ebenso der Blutdruck und der Muskeltonus. Dadurch werden die Atemwege wieder geöffnet. Der Patient atmet plötzlich ganz tief und gibt ein lautes Schnarchgeräusch von sich. Zudem wacht er nachts häufiger auf mit Herzrasen, Luftnot oder auch Schweißausbrüchen. Am nächsten Tag fühlt er sich müde, obwohl er eigentlich ausreichend geschlafen hat. Dadurch kann es tagsüber zu Sekundenschlaf kommen, was die Unfallgefahr erhöht. Aber damit nicht genug ist das obstruktive Schlafapnoe-Syndrom eine schwerwiegende Erkrankung, die häufig auch Ursache für einen zu hohen Blutdruck sein kann. Auch ist das Risiko für Diabetes mellitus, Bluthochdruck, Herzrhythmusstörungen, einen Schlaganfall und Herzinfarkt erhöht – und damit letztlich auch die Sterblichkeit. Außerdem kann das Syndrom zu Störungen der Erektion und der Libido führen.

Wenn du also merken solltest, dass dein Bettnachbar viel, sehr laut oder unregelmäßig schnarcht, dann stopf nicht nur genervt dein Kissen auf die Ohren, sondern bewege ihn dazu, zum Arzt zu gehen! Denn gegen das obstruktive Schlafapnoe-Syndrom kann man durchaus etwas tun. Zum Beispiel sorgt ein Atemgerät während der Nacht dafür, dass kontinuierlich Sauerstoff zugeführt wird und die Atemwege durch einen Überdruck offen gehalten werden. Gegebenenfalls muss zusätzlich Sauerstoff gegeben werden.

Wichtig ist in jedem Fall, dass du zur Ärztin gehst, wenn du schnarchst. Denn leider ist vielen Menschen nicht bewusst, dass das Sägen nicht zwangsläufig harmlos ist, sondern dass sich eine schwerwiegende Erkrankung dahinter verbergen kann.

Und hier noch ein Tipp, den du ganz allein und ohne ärztliche Hilfe angehen kannst, wenn du schnarchst: Das Erlernen eines Blasinstruments kann die Situation verbessern, weil dabei die Rachen- und Gaumenmuskulatur gestärkt wird. – Wolltest du nicht schon immer mal Saxofon lernen?

Schluckauf – Krampf im Zwerchfell

Im Mutterleib scheinen wir vor der gemeinen Welt mit all ihren Leiden und Gebrechen noch komplett geschützt zu sein. Natürlich ist das eine Illusion. Bereits hier können Keime zu uns vordringen und Krankheiten uns das Leben schwer machen. Und dann gibt es noch eine Sache, die richtig übel ist: Schluckauf.

Schluckauf ist eine Erscheinung, die vom Zwerchfell ausgeht, das ist der Muskel, der Brustkorb und Bauchhöhle voneinander trennt. Er ist der wichtigste Atemmuskel. Wenn er sich zusammenzieht, erweitert sich der Brustraum, es entsteht ein Unterdruck, der durch die geöffnete Stimmritze zwischen den Stimmbändern Luft in die Lunge saugt: Wir atmen ein. Sobald sich das Zwerchfell wieder entspannt, strömt die Luft wieder aus. Wird das Zwerchfell allerdings gereizt, verkrampft es sich und zieht sich ruckartig zusammen. Die Stimmritze verschließt sich, schnell einströmende Luft trifft nun auf eine geschlossene Stimmritze. Der Aufprall ist als Hicks-Geräusch zu hören. Typische Auslöser hierfür sind überhastetes Schlucken, ein voller Magen, zu kalte oder zu heiße Getränke und Alkohol. Meist hält Schluckauf zwar nur wenige Minuten an, er kann allerdings auch chronisch werden. Der längste bekannte Schluckauf eines Menschen soll sogar fast 70 Jahre angedauert haben.

Ein Glück, dass es nur selten so weit kommt! Am schnellsten wirst du Schluckauf los, indem sich deine Atmung entspannt und das Zwerchfell wieder beruhigt. Das schaffst du zum Beispiel, indem du dich erschrecken oder ablenken lässt, ein Glas Wasser auf einmal leerst oder für einen Moment die Luft anhältst. Lass dich zum Beispiel kitzeln, halte dabei die Luft an und versuche nicht zu lachen. Es soll auch helfen, an der Zunge zu ziehen.

Doch selbst wenn Schluckauf meistens harmlos ist, solltest du dennoch zum Arzt gehen, wenn er länger als ein bis zwei Tage andauert, regelmäßig oder häufiger als früher auftritt und wenn andere Beschwerden hinzukommen wie Kopfschmerzen, Taubheitsgefühle oder Lähmungserscheinungen. Denn in seltenen Fällen können auch schwerwiegende Erkrankungen wie ein Tumor oder ein Schlaganfall hinter einem Schluckauf stecken.

Übrigens: Bereits ab der neunten Schwangerschaftswoche kann ein Fetus hicksen. Forscher vermuten, dass wir so lernen, unsere Atemmuskulatur bewusst zu benutzen. Dass wir auch als Erwachsene noch Schluckauf bekommen, ist wahrscheinlich ein Relikt der Evolution.

In diesem Kapitel hast du einiges darüber erfahren, wie sich dein Körper bemerkbar macht. Findest du es nicht auch erstaunlich, welch verschiedene Wege er findet, dir Bescheid zu sagen, wenn etwas nicht stimmt? In diesen Momenten ist es wichtig, genau hinzuhören und in dich hineinzufühlen. So lernst du mit der Zeit immer besser, was dein Körper dir sagen will, wann die Lage ernst ist und wann du womöglich Flöhe husten hörst.

PEINLICH, PEINLICH –
was der Körper einem so antut

Ein Wunderwerk mit kleinen Macken

Der menschliche Körper ist schon ein wundersames Ding. Er schafft es immer wieder, uns in Staunen zu versetzen. Wenn wir Höchstleistungen erbringen, zum Beispiel einen Marathon laufen, eine schwere Erkrankung besiegen oder ein Kind nach vielen mühseligen Stunden auf die Welt bringen. Aber auch die vermeintlich kleinen Dinge sind alles andere als selbstverständlich. Dass wir bei einem wichtigen Telefonat sinnvolle Worte hervorbringen, dass wir, ohne nachzudenken, einen Fuß vor den anderen setzen und gleichzeitig einem Hundehaufen, der auf dem Weg liegt, ganz automatisch ausweichen, nachdem unser Gehirn ihn registriert hat.

Doch dann gibt es auch solche Momente, in denen wir am liebsten einfach nur im Erdboden versinken würden, weil unser Körper nicht gerade mit Zartheit und Anmut glänzt. Besonders unangenehm wird es zum Beispiel dann, wenn er sich Luft macht. Im wahrsten Sinne des Wortes.

Warum du pupst

Kommt dir das bekannt vor? Du machst dir mit ein paar Freunden einen schönen Filmabend und ihr sitzt gemütlich mit Popcorn und Schokolade vor dem Fernseher. Plötzlich macht sich dein Bauch mit komischem Rumoren bemerkbar. Immerhin so leise, dass du es zwar spürst, aber nichts zu hören ist. Das Druckgefühl wandert ganz langsam umher – in Richtung Darmausgang! Die Panik kriecht in dir hoch, du rutschst unruhig auf dem Sofa hin und her. Was, wenn ich meinen Schließmuskel nicht kontrollieren kann? Was, wenn meine Freunde etwas mitbekommen? Vielleicht habe ich aber auch Glück und es riecht gar nicht …?

Fürs Pupsen gibt es nie den richtigen Moment. Unseren Mitmenschen und dem eigenen Image zuliebe versuchen wir es deshalb krampfhaft zurückzuhalten. Dabei ist das aus gesundheitlicher

Sicht keine gute Lösung, denn dadurch können Beschwerden wie Bauchschmerzen und Völlegefühl entstehen beziehungsweise noch weiter zunehmen.

Pupsen ist wichtig. Nur so wird der Körper überschüssige Luft los. Beim Essen schlucken wir nämlich nicht nur Nahrung, sondern gleichzeitig auch eine Menge Luft hinunter. Wenn die in den Verdauungsorganen in ihre Bestandteile zerlegt wird, entstehen noch einmal zusätzlich Gase, zum Beispiel Kohlendioxid, Methan und Schwefelverbindungen. Der Großteil der Luft wird dabei im Dickdarm gebildet. Dafür sorgen eineinhalb Kilogramm Mikroorganismen mit schönen Namen wie Methanobrevibacter smithii oder Escherichia coli. (Diese Begriffe musst du dir natürlich nicht merken, lassen dich aber besonders schlau wirken, wenn du sie beiläufig beim Business Small Talk erwähnst.)

Jeden Tag werden in deinem Darm mehrere Liter Gas gebildet. Glücklicherweise geht der größte Teil davon ins Blut über und wird dann über die Lunge abgeatmet. Den Rest muss unser Po loswerden. Pro Tag geht auf diese Weise zwischen 10- und 20-mal Luft ab. Ob die Winde »riechen« oder nicht, hängt davon ab, wie sie zusammengesetzt sind. Der üble Geruch entsteht durch Schwefelwasserstoffe, die bevorzugt bei der Verdauung von zum Beispiel Vollkornprodukten, Hülsenfrüchten, Kohl und Fleisch entstehen. In der Situation auf dem Sofa neben deinen Freunden solltest du also kurz überlegen, was du vorher gegessen hast, bevor du beschließt, dem Druck nachzugeben …

Fakt ist: Pupsen ist stinknormal und zeigt ganz einfach, dass dein Darm arbeitet. Wenn du die Gasbildung aber etwas reduzieren möchtest, solltest du generell langsam essen, viel kauen und wenig sprechen beim Essen, um nicht zu viel Luft zu verschlucken. Bei Blähungen können Kräutertees mit Kümmel, Pfefferminze und Fenchel die Beschwerden lindern.

Zwar ist Pupsen an sich nicht gesundheitsschädigend. Jedoch solltest du es durchaus ernst nehmen und ärztlich abklären lassen, wenn du häufig mehr als 24-mal am Tag pupsen musst oder Symptome wie Bauchschmerzen, Durchfall, Verstopfung und Übelkeit hinzukommen. Denn auch Unverträglichkeiten, ein gestörtes Darmmikrobiom oder Krankheiten des Magen-Darm-Trakts können hinter den vermeintlich harmlosen Winden stecken.

Noch ein Tipp: Wenn du dich bei diesem mit Scham behafteten Thema gerne gewählter ausdrücken können möchtest, kannst du Begriffe wie »Flatulenz« (Blähungen) und »Meteorimus« (Blähbauch) benutzen.

Hämorrhoiden – deshalb brauchst du sie

Besonders unangenehm wird es, wenn du auf dem Stuhl unruhig hin und her rutschst, weil dein Hintern juckt. Wenn du nicht zufällig gerade eine Madenwurminfektion vom Besuch einer Kindertagesstätte mit nach Hause genommen hast oder allergisch auf dein neues Duschgel reagierst, dann ist es nicht unwahrscheinlich, dass die Ursache Hämorrhoiden sind. Sie werden gern Hem-mo-ri-den ausgesprochen. Dabei heißt es eigentlich und tatsächlich Hä-mo-rrho-i-den.

Hämorrhoiden gab es auch schon im alten Ägypten. Die Pharaonen hatten sogar ihren eigenen »Wächter des Anus« – einen Arzt, der sich nur mit dem Darmausgang beschäftigt hat. Und – Surprise – wir alle haben Hämorrhoiden! Sie sind extrem wichtig. Zusammen mit den Schließmuskeln sorgen sie dafür, dass unser After dicht ist. Ohne Hämorrhoiden würde es uns viel schwerer fallen, nicht ständig zu pupsen (was wiederum unschön für den Filmabend mit deinen Freunden wäre), oder wir würden sogar Darminhalt verlieren. Sie sind ein Polster aus Blutgefäßen, das ganz am Ende vom Darm liegt. Normalerweise sind die Adern mit Blut gefüllt und versperren den Ausgang. Wenn wir aufs Klo gehen, strömt das Blut schnell aus den Gefäßen heraus und wir können den Darm entleeren.

Sind diese Gefäße aber krankhaft vergrößert, ähnlich einer sichtbaren Krampfader am Bein, dann spricht die Medizin vom Hämorrhoidalleiden. In der Umgangssprache sagen wir Hämorrhoiden. Unser Hinterteil beginnt zu jucken und zu nässen, es brennt, wenn wir auf der Toilette sitzen, und beim Abwischen ist hellrotes Blut auf dem Klopapier. Nach dem Stuhlgang kann es nachschmieren, sodass ein »Bremsstreifen« in der Unterhose zurückbleibt. Oder es fühlt sich so an, als wäre ein Fremdkörper zwischen den Pobacken. Das Sitzen wird zunehmend unangenehm.

Hämorrhoiden sind viel verbreiteter, als du glaubst. Schätzungen zufolge kann mindestens jeder zweite Erwachsene ein Lied davon singen – oder vielmehr von den Beschwerden. Das Unglück nimmt seinen Lauf, wenn der Druck in den Adern zu groß wird. Zwei häufige Gründe sind chronische Verstopfung und mangelnde Bewegung. Unserer heutiger Arbeits- und Lebensstil mit überwiegend sitzenden Tätigkeiten (sprich: Bewegungsmangel), gepaart mit einer unausgewogenen Ernährung, schafft super Voraussetzungen für die Entstehung des Leidens. Außerdem spielen Übergewicht, Schwangerschaft und auch die Gene eine große Rolle.

Je nachdem, wie ausgeprägt der Befund ist, gibt es verschiedene Möglichkeiten, Hämorrhoiden zu behandeln. Warme Sitzbäder, Stuhlaufweicher wie Flohsamen, Sport und eine Ernährungsumstellung können die Beschwerden bereits lindern. Daneben gibt es schmerzstillende und entzündungshemmende Salben und Zäpfchen für den Po. Auch wenn einige von uns Letztere aus der Kindheit in eher nicht so guter Erinnerung haben, wirken die sehr gut. Im fortgeschrittenen Stadium wiederum kann es sein, dass ein kleinerer oder auch größerer operativer Eingriff nötig wird, um dem Leiden endgültig ein Ende zu bereiten.

Gegen eine genetische Veranlagung kannst du natürlich nicht viel unternehmen. Es gibt aber trotzdem einiges, was du vorbeugend gegen Hämorrhoiden tun kannst, siehe Kasten.

Mir ist klar, dass wir über unser Hinterteil, wenn überhaupt, nur sehr ungern sprechen. Du solltest dich aber gerade um dieses Gebiet pfleglich kümmern. Denn der Bereich rund um den After ist extrem gut mit Nerven versorgt und damit sehr schmerzempfindlich. Bestimmt weißt du, dass der Toilettengang schon bei einer harmlosen Verstopfung schnell zu einer qualvollen Erfahrung werden kann. Doch bei Hämorrhoiden erlebst du noch mal eine ganz neue Ebene von Schmerz.

Scheiden-Pups – was du dagegen tun kannst

Die untere Körperhälfte hat aber noch mehr Peinlichkeiten zu bieten als nur Jucken am und Pupsgeräusche aus dem Po.

Donnerstagabend. Yoga-Kurs. Du liegst nach einem langen Arbeitstag angestrengt auf der Matte und versuchst mit einer einwandfreien Sarvangasana deine innere Mitte zu finden. Auf Deutsch heißt diese Übung Schulterstand oder Kerze. Sie ist auch gar nicht so schwer – du kennst sie bestimmt noch aus dem Sportunterricht in der Grundschule. Just in dem Moment, in dem der schwierigste Teil überstanden ist und du langsam beginnst den Rücken Wirbel für Wirbel wieder auf dem Boden abzulegen, entweicht hörbar Luft aus deiner Vagina. Totenstille.

Der Flatus vaginalis, umgangssprachlich Scheidenpups oder Vaginafurz genannt, tritt auf, wenn eingeschlossene Luft aus der Vagina entweicht. Die Vagina ist ein aus Muskeln und Schleimhaut bestehendes Hohlorgan. So kann es leicht passieren, dass Umgebungsluft in den Vaginalkanal hineingelangt und dann von der Muskulatur wieder herausgepresst wird. Kein Grund, sich zu schämen, das ist ein völlig normaler Vorgang. Und es passiert auch viel öfter, als man denkt. Das pupsähnliche Geräusch gibt es nicht nur beim Sport, sondern auch beim Geschlechtsverkehr oder nach einer Schwangerschaft. Wenn du dich deshalb unwohl fühlst, kann ein entspanntes Gespräch mit deinem Partner oder der Partnerin oder auch ein Training des Beckenbodens helfen.

Mundgeruch – was die Götter uns lehren

Auch unerfreulich, jedoch am anderen Körperende, ist Foetor ex ore: der Mundgeruch. Der kann so ausgeprägt sein, dass er nicht nur durch deinen geöffneten Mund, sondern bereits beim Ausatmen durch die Nase zu riechen ist, und wird dann als Halitosis bezeichnet.

Schlechter Atem ist schon seit Jahrtausenden ein No-Go. Aphrodite bestrafte die Frauen der griechischen Insel Lemnos mit üblem Mundgeruch, nachdem diese die Heiligtümer der Göttin der Liebe vernachlässigt hatten. Daraufhin wurden ihre Ehemänner ihnen untreu. Das fanden die betrogenen Frauen nicht lustig und brachten ihre Männer um.

Heute wissen wir immerhin: Schlechter Atem ist keine Strafe der Götter, sondern die Ursache hierfür liegt in unserem Mund. Auf Zunge und Zähnen leben Hunderte von verschiedenen Bakterienarten, die Speisereste und abgestorbene Zellen der Mundschleimhaut zersetzen. Dabei entstehen Schwefelverbindungen, die für den üblen Geruch sorgen. Verstärkt wird das Ganze durch Zahn- und Zungenbelag, mangelnde Mundhygiene und Entzündungen im Mund. Das Schöne ist: Genau hier liegen super Angriffspunkte für einen frischeren Atem sowohl bei der Therapie als auch bei der Vorbeugung.

Das hilft gegen Mundgeruch

- Putze deine Zähne gründlich und reinige auch deine Zunge, zum Beispiel mit einem Zungenschaber.
- Mit Zahnseide oder einer Zahnzwischenraumbürste beseitigst du die meisten der kleinen Übeltäter in den Zahnzwischenräumen.
- Danach erledigt eine Mundspülung den Rest der Keime.
- Der berüchtigten Knoblauchfahne kannst du entgegenwirken, wenn du zum Beispiel auf Blättern von Pfefferminze, Petersilie oder auf Ingwer herumkaust.
- Generell ist es wichtig, genügend zu trinken, denn mit der Flüssigkeit werden Essensreste weggespült und Bakterien haben geringere Chancen, sich zu vermehren. Die gleiche Funktion hat im Übrigen Speichel, was auch der Grund dafür ist, dass unser Atem am Morgen direkt nach dem Aufwachen so unangenehm duftet, wenn Mund und Rachen noch trocken sind.

Tipps findest du im Kasten, bei Zahnfleischentzündungen frage deinen Zahnarzt um Rat. Wenn der Mundgeruch sich jedoch mit keiner Methode beseitigen lässt und dauerhaft auftritt, solltest du bei deiner Hausärztin vorbeischauen. Denn auch ein veränderter Hormonhaushalt genauso wie Krankheiten von Lunge, Magen und Nieren können sich über die ausgeatmete Luft bemerkbar machen.

Schweißgeruch – muss das sein?

Da wir gerade bei Körperdüften sind, darf eine Sache auf keinen Fall fehlen.

Stell dir vor, du hast ein erstes Date. Du sitzt bereits im Café. Deine Verabredung müsste jeden Moment durch die Tür kommen. Der Chat klang bisher echt sympathisch und das Profilfoto sieht auch gar nicht mal so schlecht aus. Aber man weiß ja nie … Deshalb bist du schon ein bisschen erleichtert, als der Mensch, der nun lächelnd auf dich zusteuert, dir auch in persona tatsächlich gefällt. Drei Pluspunkte.

Du erhebst dich für eine Begrüßung von deinem Stuhl und just, als du zu einer lockeren Umarmung ansetzt, weht dir ein beißender Luftzug entgegen. Es verschlägt dir den Atem. Eigentlich möchtest du ja nicht oberflächlich sein und bereits im ersten Augenblick werten, aber dein Date rutscht auf der Skala unweigerlich sieben Punkte nach unten. Die Sache ist die: Ganz egal, ob wir im Hochsommer im völlig überfüllten Bus nach der Haltestange greifen oder im Büro bei diesem extrem wichtigen Meeting neben Arbeitskollegen sitzen – wenn wir nicht zufällig gerade zehn Kilometer bei 32 Grad gejoggt sind, gehört Schweißgeruch zu den größten gesellschaftlichen Tabus überhaupt.

Wusstest du aber, dass Schweiß an sich so gut wie gar nicht riecht? Und dass Schwitzen eigentlich ein Privileg ist, das nur wenigen Lebewesen zuteilwird? Aber langsam und von vorn.

Schweiß wird von Schweißdrüsen in unserer Haut gebildet. Hier gibt es zwei verschiedene Arten: Die ekkrinen Schweißdrüsen sind über den gesamten Körper verteilt und produzieren ein Sekret, das zu 99 Prozent aus Wasser besteht. Der Rest setzt sich aus Elektrolyten wie Natrium, Kalium und Chlorid, Harnstoff, Aminosäuren und anderen Stoffen zusammen.

Die sogenannten apokrinen Schweißdrüsen sitzen hingegen nur in der Achsel, an den Brustwarzen sowie im Genitalbereich. Ihr Sekret enthält viele Proteine, Fette und Duftstoffe.

Frischer Schweiß ist beinahe geruchlos. Erst wenn Bakterien ins Spiel kommen, entsteht der typische Geruch, denn sie zersetzen langkettige Fettsäuren, wodurch kleinere Moleküle entstehen wie zum Beispiel Buttersäure und Ameisensäure – und eben jene ver-

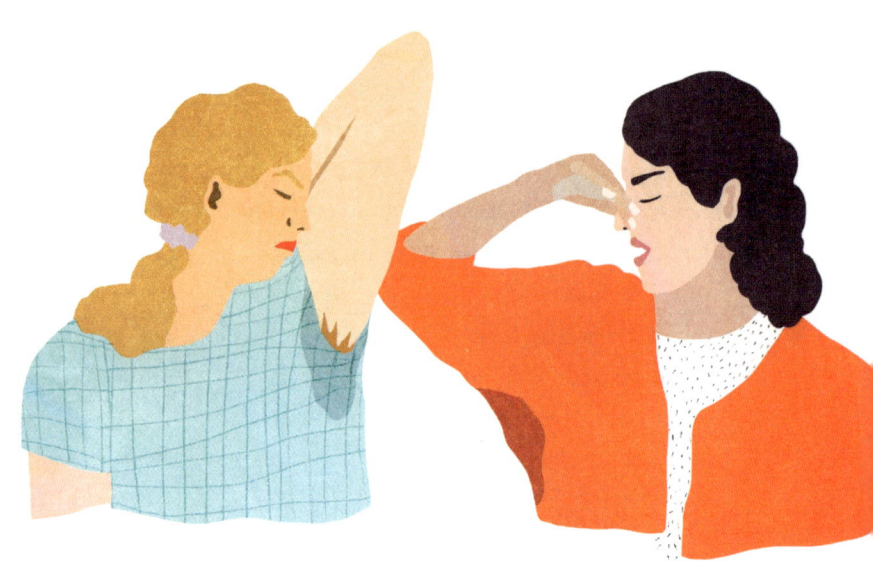

leihen dem Schweiß dann seine charakteristische Note. Unglücklicherweise verströmt dein Körper dieses Aroma in den ungünstigsten Momenten. Die Schweißsekretion wird nämlich hauptsächlich durch das sympathische Nervensystem gesteuert. Du erinnerst dich? Im Kapitel »Alles Nervensache!« war bereits die Rede davon. Es ist Teil des autonomen – also des nicht willentlich beeinflussbaren – Nervensystems, daher hast du wenig Einfluss auf deine Ausdünstungen. Nicht nur körperliche Betätigung und Hitze bringen dich so ins Schwitzen, sondern vor allem auch deine Psyche. Eben deshalb beginnst du zu transpirieren, wenn du gestresst von Termin zu Termin hetzt, wenn du angespannt auf den Beginn eines Bewerbungsgesprächs wartest oder eben dann, wenn du aufgeregt zum ersten Date ins Café stolperst.

So verhinderst du Schweißgeruch

- Die wichtigste Maßnahme: regelmäßig duschen und ein Deo oder Antitranspirant benutzen. Vielleicht musst du ein paar Sorten ausprobieren, bis du das richtige Deo für dich findest.
- Rasiere dir die Achseln, um den Keimen weniger Lebensraum zu bieten.
- Trage atmungsaktive, luftige Kleidung.
- Verzichte auf scharfe Gewürze, Alkohol, Kaffee und Nikotin, denn all dies regt die Schweißbildung an.
- Wenn du vor allem bei Stress anfängst zu schwitzen, helfen Entspannungsübungen.
- Betreibe regelmäßig Ausdauersport, dann kommst du seltener ins Schwitzen.

Wirklich viel kannst du in dem Moment leider nicht dagegen unternehmen, außer dir dezent die Stirn trocken zu tupfen oder kurz innezuhalten, um deinen Sympathikus etwas herunterzufahren. Gegen den Geruch hingegen kannst du durchaus etwas tun. Da Schweiß erst durch die Bakterien auf deiner Haut seinen unangenehmen Duft erhält, hilft es zum Beispiel, wenn du regelmäßig duschst und ein Deo oder Antitranspirant benutzt.

Wenn du dich allerdings mal wieder so richtig ärgern solltest, weil alle Methoden versagen und der Schweiß in Strömen läuft, dann solltest du dir Folgendes bewusst machen: Schwitzen ist eine besondere Fähigkeit, die nur wir Menschen und einige wenige Tiere besitzen. Indem der Schweiß verdunstet, geben wir überschüssige Wärme ab. Schwitzen dient also in erster Linie als eine Art Klimaanlage, damit der Körper nicht überhitzt. Die meisten Tiere hingegen besitzen gar keine oder nur wenige Schweißdrüsen und müssen ihre Körpertemperatur auf anderem Weg regeln. Schweine zum Beispiel suhlen sich im Schlamm, um sich abzukühlen. Elefanten fächeln sich mit ihren Ohren Luft zu und Hunde hecheln. Ist es da also nicht sexyer, Schweißflecken unter dem Arm zu haben, als mit heraushängender Zunge vor deinem Date zu sitzen?

Natürlich gilt auch beim Schwitzen: Wenn du ohne ersichtlichen Grund stark schwitzt, wenn du auch nachts häufig schwitzt oder wenn Fieber hinzukommt, solltest du zum Arzt gehen und die Ursache abklären lassen. Peinlich braucht dir dort nichts zu sein und falls du dir Sorgen darüber machst, dein Geruch könnte bei der Untersuchung stören, hilft dir vielleicht diese Anekdote aus meinem Medizinstudium: Als eine Dozentin während einer Prüfung fragte, wie wir Studierenden im Klinikalltag damit umgehen würden, wenn ein Patient unangenehm röche, antwortete eine Mitstudentin: »Da mache ich einfach ein bisschen Pfefferminzöl auf den Mundschutz und dann geht das schon.«

Käsefüße – Rezepte dafür und dagegen

Da wir nun verstanden haben, wie der besondere Geruch von Schweiß entsteht, können wir uns direkt einer anderen Körperstelle widmen, die ein ganz ähnliches Problem hat. Ein Problem, das bei Babys oft als niedlich oder zumindest normal empfunden wird, doch spätestens im Erwachsenenalter sind wir peinlich berührt, wenn der eigene Name und das Wort »Käsefüße« im selben Satz fallen und mit »Käsefüßen« nicht das leckere herzhafte Gebäck gemeint ist.

Unseren Füßen schenken wir viel zu wenig Aufmerksamkeit. Dabei müssten wir sie besonders fürsorglich und wertschätzend behandeln, da sie uns tagein, tagaus, Jahr für Jahr durchs Leben tragen – und das meistens in geschlossenem Schuhwerk. Wir quetschen sie in zu enge oder zu harte Schuhe und wundern uns dann, wenn es darin feucht wird und müffelt. Das Rezept ist dabei das gleiche wie beim normalen Schwitzen: Man nehme ein paar Füße, gebe Hitze hinzu und schon erhält man Schweißfüße. Falsches Schuhwerk schafft dann ideale Bedingungen für Fußgeruch.

Unsere Fußsohlen sind mit besonders vielen Schweißdrüsen ausgestattet – rund 370 pro Quadratzentimeter. Zum Vergleich: In der Achsel sind es gerade mal halb so viele. Da wundert es nicht, dass die Füße schnell ins Schwitzen kommen. Geschlossene Schuhe bieten obendrein einen wunderbaren Lebensraum für Bakterien. Die bauen die Inhaltsstoffe im Schweiß und abgestorbene Hautschüppchen ab und – du ahnst es sicher schon – es entstehen wieder Buttersäure und andere Aromen, die an den Duft von Harzer Käse erinnern. Wie auch beim normalen Schwitzen neigen einige Menschen stärker zu Schweißfüßen als andere, und das kann für Betroffene richtig lästig werden. Ein gemeinsamer Filmabend auf der Couch wird so ziemlich muffig. Es gibt glücklicherweise einiges, was du gegen den unangenehmen Fußgeruch tun kannst, siehe Kasten auf Seite 108.

Das hilft gegen Schweißfüße

- Füße waschen. Ein Fußbad mit Zusätzen von Lavendelöl oder Salbeiblättern kann wahre Wunder bewirken. Wichtig ist, hinterher die Füße und Zehenzwischenräume gut abzutrocknen.
- Fußsprays, -puder und Einlegesohlen in Schuhen können Gerüchen vorbeugen.
- Socken und Fußwerk sollten atmungsaktiv sein und nicht zu eng sitzen. Wechsele beides regelmäßig und laufe nach Möglichkeit öfter mal barfuß oder zumindest ohne Schuhe, damit deine Haut atmen und der Schweiß verdunsten kann.
- Wenn nichts wirkt, solltest du einen Arzt konsultieren und dich beraten lassen, was zu tun ist.

Was unerwünschte Gerüche angeht, kannst du natürlich nicht fünfmal am Tag duschen gehen oder in Parfüm baden, um sämtliche Aromen loszuwerden. Das ist auch gar nicht Sinn und Zweck der Sache und wäre außerdem alles andere als gesund. Eine persönliche Duftnote dient dem Paarungsverhalten und zum Beispiel auch der Bindung zwischen einer Mutter und ihrem Kind. Abgesehen davon braucht deine Haut ihren natürlichen Säureschutzmantel, der unter übertriebenem Reinigen leiden würde. Allerdings solltest du auf die richtige Körperhygiene achten und folgenden ärztlichen Rat, den ich als Kind wegen meiner zu trockenen Haut gehört habe, nicht allzu ernst nehmen: »Wir duschen nur aus Liebe zu unseren Mitmenschen.« Das ist nämlich nur die halbe Wahrheit. Bestimmt duschen wir aus Liebe zu unseren Mitmenschen, vor allem aber aus Liebe zu uns selbst.

Pickel – treue Begleiter

Ja, ja, unser Körper ist schon ein wahres Wunderwerk. Die Liste der Unannehmlichkeiten und Pannen, die er uns beschert, ist aber noch lange nicht zu Ende. Eine total natürliche und dennoch überaus nervige Angelegenheit sind Pickel. Sie kommen immer dann, wenn du sie gerade gar nicht gebrauchen kannst. Kurz vorm Date mit deiner Traumfrau. Passend zum Fotoshooting, dessen Ergebnis als Weihnachtsgeschenk für deine Liebsten gedacht ist. Oder genau richtig, um einen bleibenden Eindruck beim Jobinterview zu hinterlassen. Oft merkst du schon einige Tage vorher, dass eine Stelle auf der Nase oder der Stirn wie aus dem Nichts heraus zu schmerzen und zu spannen beginnt. Ein Blick in den Spiegel verrät dir dann den Grund des Übels. Ab da bist du nur noch auf diesen schrecklichen Makel fixiert, der auch jedem anderen sofort ins Auge springen muss. Am liebsten würdest du nicht mehr aus dem Haus gehen, bis deine Pfirsichhaut zurück ist.

Wie schwer es ist, der Versuchung zu widerstehen! Doch jetzt an der Haut herumzudrücken ist keine gute Idee. Es sei denn, du bist auf eine Kostümparty eingeladen und möchtest als Einhorn erscheinen. Mit deinen Fingern bringst du nämlich Schmutz und Keime an den Ort des Geschehens und verschlimmerst das Ganze nur. Das Gewächs kann sich entzünden und die scharfen Fingernägel können die Haut verletzen und unschöne Narben zurücklassen. Auch wenn es sehr verlockend scheint, solltest du die Finger vor allem dann davon lassen, wenn das Ganze in Richtung Abszess geht, und auch, wenn sich der Pickel um Mund oder Nase herum befindet. Es kann sonst passieren, dass durchs Herumquetschen Erreger über die Blutbahn ins Gehirn gelangen oder du eine lebensgefährliche Blutvergiftung bekommst. Denn die Gefäße zwischen der Nasenwurzel und den Mundwinkeln sind mit Gehirnvenen verbunden. Daher gilt: Finger weg und lieber den Pickel für ein paar Tage in Kauf nehmen!

Das hilft bei Pickeln

- Gib Kamillenblüten oder einen Kamillen-teebeutel in eine große Schüssel, gieße heißes Wasser darüber und halte ein paar Minuten dein Gesicht darüber. Ein solches Dampfbad öffnet die Poren und bekämpft die Keime.
- Tupfe Aloe Vera oder Teebaumöl auf die Stelle, das hemmt die Entzündung. Doch Vorsicht – hierauf reagieren einige Menschen allergisch! Mit Naturstoffen solltest du generell vorsichtig sein, da sie teilweise ein hohes Allergiepotenzial haben. Sie können die Haut reizen und zu Ausschlägen und Rötungen führen. Daher solltest du alle Produkte, egal ob Labor- oder Naturprodukt, erst an einer anderen Stelle wie zum Beispiel an der Hand ausprobieren, bevor du sie im Gesicht aufträgst.
- Sitzt auf dem Pickel bereits eine gelbliche Kappe, kannst du diese mit einem sauberen Wattepad vorsichtig entfernen und die Stelle danach desinfizieren.
- Bei beharrlichen Pickeln brauchst du womöglich eine anti-biotische oder antientzündliche Salbe. Hol dir hierfür bitte Rat bei einer Ärztin oder Medizinkosmetikerin! Insbesondere bei starken Hautunreinheiten und schwerer Akne solltest du nicht im Alleingang an die Haut ran.

Wegzaubern kannst du einen Pickel nicht, doch wie im Kasten aufgeführt gibt es einige Gegenmaßnahmen, damit du dich nicht allzu lange unter der Bettdecke verkriechen musst.

Am besten wäre es natürlich, wenn überhaupt keine Pickel auftauchen würden. Es gibt einiges, was du tun kannst, um ihnen erst gar keine Chance zu geben. So weiß es deine Haut sehr zu schätzen, wenn du sie täglich reinigst. Dafür brauchst du nur einen Reinigungsschaum oder ein Waschgel und hin und wieder ein sanftes Peeling. Dabei ist es wichtig, dass du Produkte benutzt, die auf deinen Hauttyp abgestimmt sind. Außerdem solltest du mit deinen Händen nicht ins Gesicht fassen, denn Schmutz verstopft die Poren und Bakterien fördern die Entzündung. Aus diesem Grund solltest du auch Make-up-Pinsel und -Schwämme immer sauber halten. Kopfkissenbezüge, Handtücher und Waschlappen solltest du regelmäßig wechseln. Daneben sind ausreichend Schlaf, wenig Stress und eine ausgewogene Ernährung essenziell für ein klares Hautbild.

Die schlechte Nachricht ist: Auch wenn du alle Tipps befolgst, komplett vermeiden lassen sich die ungebetenen Gäste nicht. Es ist zudem ein falscher Glaube, dass sie uns nur während der Pubertät ärgern. Bereits im Kindesalter und selbst als Erwachsene haben viele mit »schlechter« Haut zu kämpfen. Pickel entstehen, wenn sich hornbildende Zellen und Talg in den Ausführungsgängen der Talgdrüsen ansammeln und diese verstopfen, sehr zur Freude von Bakterien. Die Stelle entzündet sich und der Pickel wird geboren. Rauchen, Stress, Kosmetika, Medikamente, ungesundes Essen (hier ist vor allem Zucker zu erwähnen) und hormonelle Veränderungen leisten ebenfalls ihren Beitrag.

Aufgrund der massiven hormonellen Veränderungen in der Pubertät sind wir aber gerade als Teenager vor der sogenannten Akne nicht gefeit, die mit Mitessern, Knötchen und Eiterpickeln einhergeht. Da unser Selbstbewusstsein in diesem Alter oft noch nicht so ausgeprägt ist und die vielen körperlichen Veränderungen obendrein eine echte Herausforderung sind, kann ein unreines Hautbild sehr belastend sein. Kleiner Trost: Diese Phase dauert meist nur einige Jahre. Gemeinsam mit einem Arzt oder Medizinkosmetiker lässt sich auch starke Akne erfolgreich behandeln.

Zusammenfassend sei gesagt: Pickel sind zwar keine beliebten Begleiter, aber sie sind normal. Und ist dir schon mal aufgefallen, dass außer dir selbst gefühlt sonst niemand so »schlechte« Haut hat? Das liegt ganz einfach daran, dass wir bei anderen nie so genau hinsehen, wie wir es bei uns selbst tun. Vielleicht fällt dir bei der nächsten Unterhaltung mit deinem Kumpel oder deiner Freundin auf, dass du gar nicht so sehr auf jedes Detail im Gesicht achtest, sondern vielmehr auf den Ausdruck und die Mimik in ihrer Gesamtheit. Und du erkennst: Deine Makel sind für andere selten so groß, wie sie auf dich selbst wirken.

Oder doch Herpes?

Wenn die Haut rund um den Mund herum spannt, kann sich dahinter auch ein anderer unerwünschter Gast verbergen, der Lippenherpes. Oder wie die Medizin sagt: Herpes labialis. Das kommt vom lateinischen »labium«, das heißt »Lippe« – zu unterscheiden vom Herpes genitalis, der den Intimbereich betrifft.

Die feine Haut an der Lippe kribbelt und schmerzt plötzlich, schwillt an und allmählich beginnen sich kleine Herpesbläschen abzuzeichnen. Die Bläschen bleiben für einige Tage, brechen dann auf und trocknen schließlich unter Bildung einer gelblichen Kruste aus. Peinlich berührt versuchen wir den Befund mit Abdeckstiften zu verstecken. Dabei sind die verantwortlichen Herpesviren bei 60 bis 90 Prozent der Menschen zu finden. Herpes ist also alles andere als eine Seltenheit. Wir stecken uns durch engen Kontakt mit einer bereits betroffenen Person an, zum Beispiel beim Sprechen oder Küssen, beim Sex, durch das gemeinsame Benutzen von Gläsern und Besteck oder auch schon während der Geburt. Einmal angekommen fühlt sich das Virus in uns so wohl, dass es ein Leben lang bei uns bleibt. Dafür wandert es die Nervenfasern entlang zu den Knoten des Gesichtsnervs. Sobald das Virus reaktiviert wird, wandert es zurück in Richtung Haut und löst die typischen Läsionen an Haut und Schleimhäuten aus. Und zwar meistens – ähnlich wie Pickel – in den ungünstigsten Momenten. Zum Beispiel wenn wir ohnehin schon gestresst sind, wenn unser Immunsystem gerade nicht so gut funktioniert oder mit anderen Krankheiten beschäftigt ist. Außerdem können übermäßige Sonneneinstrahlung und sehr hohe oder niedrige Temperaturen bewirken, dass der Herpes ausbricht.

Auch wenn es verführerisch scheint, solltest du die Bläschen auf keinen Fall öffnen. Denn die Flüssigkeit darin ist höchst ansteckend und du kannst die Erreger an andere Stellen verschleppen. Außerdem können Bakterien in der aufgekratzten Wunde zu einer Infektion führen. Um dem Virus die Tour zu vermasseln, solltest du stattdessen mit einer speziellen Salbe oder virushemmenden Pflastern aus der Apotheke schnell handeln. So kannst du die Dauer der Beschwerden etwas verkürzen. In schweren Fällen können auch Ta-

Herpes: Ansteckung vermeiden

Um dich und andere vor einer Ansteckung mit Herpes zu schützen, solltest du alles vermeiden, was eine Übertragung der Viren wahrscheinlich macht. Dafür gibt es ein paar ganz einfache Regeln. Bis die Bläschen vollständig abgeheilt sind, solltest du:

- deine Lippe nicht berühren,
- die Hände regelmäßig waschen, vor allem nach dem Auftragen der heilenden Salbe,
- Handtücher, Geschirr und Lippenstifte nicht teilen,
- auf Küssen und Oralsex verzichten und
- auch den Gute-Nacht-Kuss für dein Baby auslassen.

bletten oder Infusionen nötig sein. Wahrscheinlich ist das für dich sowieso völlig klar, aber zur Sicherheit sei an dieser Stelle noch einmal gesagt: Deine Hände haben gerade jetzt nichts in deinem Gesicht zu suchen. Vor allem nicht in der Nähe deiner Augen. Eine Patientin hat einmal ihre Kontaktlinsen mit Spucke befeuchtet, um sie besser einsetzen zu können. Abgesehen davon, dass sich im Speichel ohnehin schon viele Keime befinden, die dem Auge gefährlich werden können, hatte die Frau auch noch zeitgleich Lippenherpes. Unglücklicherweise kann Herpes auch ins Auge gehen – wortwörtlich. Schmerzende, tränende Augen und eingeschränktes Sehen können die Folgen sein und schlimmstenfalls können sich Entzündungen, Geschwüre und bleibende Narben bilden.

Ja, so ein Herpes ist wirklich alles andere als angenehm und insbesondere bei einem geschwächtem Immunsystem können schwere Komplikationen auftreten. Für gewöhnlich heilen die Bläschen aber innerhalb von ein bis zwei Wochen wieder ab. Also: Geduld!

Popeln – mit dem Finger in der Nase

In der Akutsituation sind dir beim Herpes die Hände also schon mal weitestgehend gebunden. Du kannst nicht viel tun, um den Moment zu retten. Zum Glück gibt es aber noch einige andere Peinlichkeiten, die dein Körper für dich bereithält und die viel leichter zu beheben (oder gar vermeidbar) sind.

Ist es dir schon mal passiert, dass dich jemand mit einem verschämten Blick auf deine Nase hinweist? »Ja, die ist nun mal so groß«, denkst du dir, zuckst mit den Schultern und widmest dich wieder deinem bisherigen Tun. Dann wirst du aber doch etwas unsicher. Du holst dein Smartphone aus der Tasche, aktivierst unauffällig den Selfie-Modus deiner Kamera, und da entdeckst du den Feind. Eingedicktes Sekret schön sichtbar im linken Nasenloch. Was ist zu tun? Dein Kopf rast.

Drin lassen ist schon mal keine Option. Viel zu peinlich. Den Schnodder hochziehen geht auch nicht. Das wäre laut und ekelig. Sich dezent zur Seite drehen, in der Nase bohren und den Popel im Mund verschwinden lassen, ist vielleicht diskreter … aber Mukophagie, wie die Medizin dazu sagt, ist ein absolutes No-Go. »Warum eigentlich?«, fragst du dich. Du weißt nämlich, dass der Großteil des Nasenschleims über den Rachenraum abfließt, sodass wir das meiste davon ohnehin automatisch hinunterschlucken. Außerdem bestehen Popel aus Wasser, Elektrolyten, Schleimstoffen und Eiweiß. Kein Grund also, sich zu ekeln. Trotzdem tun wir es.

Jeden Tag produziert unsere Nase etwa 200 Milliliter Nasensekret. Das tut sie, um die Atemluft anzufeuchten und eingeatmeten Schmutz loszuwerden. Dafür schlagen die feinen Härchen in der Nase ständig in Richtung Rachen und transportieren so den Nasenschleim dorthin. Der Schleim hat also eine Selbstreinigungsfunktion. Je nachdem, wie viel Wasser enthalten ist, wie die umgebende Luftfeuchtigkeit ist oder ob du vielleicht gerade erkältet bist oder nicht, ist der Schleim mal zäher, mal flüssiger. Auch die Farbe kann variieren. Wenn du gerade einen Infekt durchmachst, reicht das Farbspektrum von weiß-gelblich bis grünlich. Enthält der Schleim rosarote Spuren, ist wahrscheinlich Blut im Nasensekret. Ein Blick ins Taschentuch nach dem Naseputzen lohnt sich also, um etwas über deinen Gesundheitszustand zu erfahren.

Was also tun? Du überlegst. Krank bist du aktuell zwar nicht und so wäre es hygienisch unbedenklich, in der Nase zu bohren. Du entscheidest dich dann aber doch dagegen, dies in der Öffentlichkeit zu tun. Das ist auf jeden Fall die beste Lösung, denn durch einen Finger in der Nase kann die Schleimhaut verletzt werden und zu bluten anfangen oder sich durch Schmutz und Keime entzünden. Und so verschwindest du schnell auf der Toilette, um das Übel mit einem Taschentuch zu beseitigen.

Ohrenschmalz – hilfreiches Sekret

Das Schamgefühl der Menschen ist durchaus unterschiedlich ausgeprägt. Wie oft passiert es, dass wir jemanden zufällig dabei beobachten, wie er völlig ungeniert mit dem Finger im Ohr bohrt? Zieht er ihn heraus, klebt an der Fingerkuppe etwas Gelbliches. Das kann nur eines bedeuten …

Ohrenschmalz ist dem Nasensekret ziemlich ähnlich. Zumindest was den Zweck angeht. Es hilft dem Ohr – so paradox das klingen mag –, sich sauber zu halten und sich des Drecks zu entledigen. Dafür produzieren Drüsen im äußeren Gehörgang ein fetthaltiges Sekret, Cerumen genannt. Das hält die Haut im Gehörgang geschmeidig und befördert Schmutz nach draußen. Hinzu kommt, dass Ohrenschmalz den pH-Wert im Ohr leicht senkt, was Krankheitserregern das Leben schwer macht. Durch diesen Mechanismus reinigt sich das Ohr von selbst.

Wenn aber zu viel Ohrenschmalz gebildet wird oder es zu trocken ist, kann es im Gehörgang liegen bleiben. Gerade wenn wir älter werden, passiert das häufiger, da sich die Zusammensetzung des Sekrets ändert und es trockener wird. Dein erster Impuls ist dann bestimmt, mit einem Wattestäbchen nachzuhelfen. Denn dreckige Ohren gelten als unappetitlich. Mit einem Wattestäbchen passiert es aber leicht, dass du das Ohrenschmalz noch weiter nach innen schiebst, sodass sich ein Pfropf bildet. Der Gehörgang verstopft und das Hören wird beeinträchtigt. Solch ein Pfropf kann das Hören um bis zu 10 Dezibel verschlechtern. Damit du dir das besser vorstellen kannst: Die Differenz zwischen Flüstern und einer Unterhaltung bei normaler Lautstärke beträgt etwa 20 Dezibel. Einen Pfropf aus dem Gehörgang zu entfernen, verbessert das Hörvermögen also erheblich. Das sollte aber eine Fachärztin erledigen. Im Kapitel »Wer nicht hören will …« hast du bereits gelesen, wie empfindlich der Gehörgang ist. So besteht auch die Gefahr, dass du mit dem Wattestäbchen die Haut oder das Trommelfell verletzt, was zu einer schmerzhaften Gehörgangsentzündung oder einem Riss im Trommelfell führen kann. Aus demselben Grund sind auch Haarnadeln, aufgedrehte Büroklammern und selbst der kleine Finger im Ohr keine gute Idee. Du solltest nur die Ohrmuschel reinigen, dafür kannst du einen angefeuchteten, weichen Lappen oder ein Kosmetiktuch verwenden. Oder du säuberst das äußere Ohr während des Duschens vorsichtig mit dem Finger.

Falls sich Ohrenschmalz bei dir hartnäckig hält und das Ohr immer wieder verstopft, können Ohrentropfen oder Sprays aus der Apotheke helfen. Vielleicht ist auch eine Ohrspülung beim Hals-Nasen-Ohren-Arzt sinnvoll.

Schmalzlocke, Kokosflocke

Wenn wir schon so offen über die Mängel des Wunderwerks menschlicher Körper sprechen, sollten wir uns noch eine Schwachstelle ansehen, die direkt ins Auge springt: das Kopfhaar. Kein anderer Bereich des Körpers schafft es, so viel Schönheit, Vitalität und Selbstbewusstsein auszustrahlen, wie diese dicht aneinander gepackten Hornzellen. Stell dir vor, du begegnest dem attraktivsten Menschen, den du jemals gesehen hast. Strahlender Blick, gewinnendes Lächeln, angenehme Stimme. Die Person streicht mit der Hand durchs Haar … und da fallen dir die fettigen Strähnen deines Gegenübers auf. So prachtvoll üppige Locken sind – wenn sie ungepflegt aussehen, ist sämtliche Anziehungskraft dahin.

Dabei haben wir es nicht immer in der Hand, so auszusehen, als kämen wir gerade frisch von einer dreistündigen Sitzung aus dem Friseursalon inklusive Kopfmassage, Haarkur und Sprühpflege. Fettige Haare sind nämlich nicht unbedingt ein Zeichen von mangelnder Körperhygiene.

Wie kommt das Fett dann aber auf den Kopf? Das geschieht so: Damit die Kopfhaut geschmeidig bleibt, produzieren die Talgdrüsen an den Haarwurzeln ein öliges Sekret. Das schützt nicht nur vor Trockenheit, sondern schafft ein saures Milieu, was die Bedingungen für Krankheitserreger erschwert. Eine fettige Kopfhaut ist also normal und sogar erwünscht. Allerdings bleibt das Fett nicht nur auf der Haut, sondern gelangt auch in die Haare. Das hat einen wächsernen Look zur Folge, was uns ungepflegt aussehen lässt. Stress, hormonelle Veränderungen wie beispielsweise während der Pubertät, Medikamente und ungesunde Ernährung können das Problem verstärken.

Das hilft bei fettigem Haar

- Generell solltest du die Haare nicht zu oft waschen. Ein Patentrezept gibt es hierfür nicht, es kommt auf deinen persönlichen Wohlfühlfaktor an.
- Benutze Haarpflegeprodukte, die auf deinen Haar- und Hauttyp abgestimmt sind.
- Massiere deine Kopfhaut beim Einschäumen sanft. Das verbessert die Durchblutung.
- Das Wasser sollte beim Waschen nicht zu heiß sein. Gleiches gilt für die Temperatur beim Föhnen der Haare.
- Beim Abtrocknen solltest du die Haare nicht rubbeln, sondern nur ausdrücken.
- Bürste die Haare nicht direkt nach dem Waschen, sondern entwirre sie zunächst behutsam mit einem grobzinkigen Kamm, um sie nicht zu schädigen.

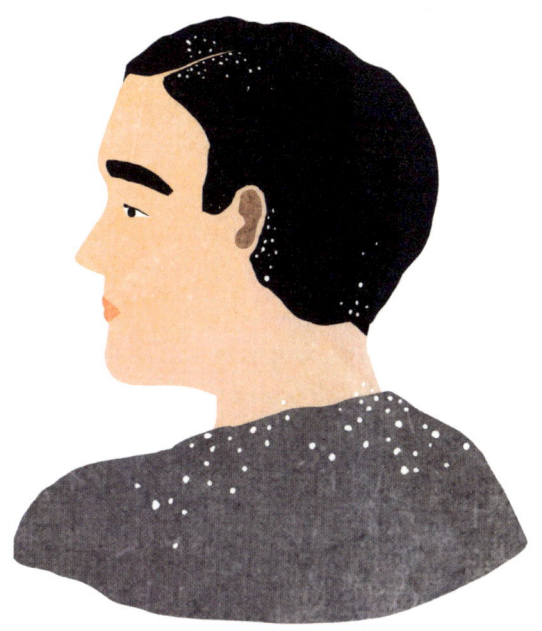

Dein natürlicher Impuls ist es nun, etwas gegen das schmierige Gefühl auf dem Kopf zu tun, und so säuberst du dein Haar mit einer extra großen Portion Shampoo. Am liebsten zweimal täglich. Das hat aber den Effekt, dass du dir deinen natürlichen Schutzschild vom Kopf wäschst. Juckreiz und Ekzeme können entstehen. Für gesundes, glänzendes, nicht fettiges Haar ist die richtige Pflege das A und O.

Übrigens: Anatomisch betrachtet gehören Haare zu den Hautanhangsgebilden. Sie kommen also Fingernägeln, Vogelfedern oder Fischschuppen gleich.

Apropos Schuppen. Was sticht noch mehr ins Auge als fettiges Haar? – Kokosflocken auf dem Kragen! Bei genauerem Hinsehen sind das dann aber doch abgestorbene Hautschüppchen, die leise vom Haupt herabrieseln. Ein Problem, das man schlecht verbergen kann. Kein Wunder, dass die Palette für Anti-Schuppen-Shampoos jedes Jahr um zig neue Produkte reicher wird. Viele Menschen schämen sich sogar so sehr für die kleinen Teilchen, dass ihr Selbstbewusstsein leidet und ihre Lebensqualität eingeschränkt ist.

Unsere Haut erneuert sich stetig. Jeden Tag verlieren wir 14 Gramm toter Hautzellen, die allmählich durch neue ersetzt werden – zum Glück unsichtbar für unser Auge. Nach einem Monat ist unsere Körperhülle wieder so gut wie neu. Werden die alten Zellen aber zu schnell abgestoßen, kann es sein, dass sie in größeren Verbänden verklumpt auf der Kopfhaut erscheinen. Dann werden sie als weiße oder gelbliche Flöckchen am Haaransatz, im Nacken oder auf der Schulterpartie sichtbar.

Gerade wenn du ohnehin zu trockener Haut neigst, können zum Beispiel Heizungsluft oder das falsche Shampoo dafür sorgen, dass du trockene, weiße Schuppen bekommst. Zu heißes oder zu häufiges Waschen und Föhnen machen die Kopfhaut ebenfalls trocken. Hier solltest du auf ein mildes Shampoo setzen, das rückfettend wirkt. Auch Olivenöl kann der Kopfhaut guttun: Massiere abends ein paar Tropfen ein und wasche es am nächsten Morgen aus, dies kann das Problem deutlich verbessern.

Hast du eher fettige Kopfhaut, können Hefepilze Auslöser für gelbe, ölige Schuppen sein. Spezielle Anti-Schuppen-Shampoos verringern den Fettfilm und wirken mitunter gegen Bakterien und Pilze. Gegen Letztere kannst du auch Kokosfett benutzen. Als kurze Kur in Kopfhaut und Haar eingearbeitet, wirkt es pilzhemmend und pflegend zugleich. Hinterher solltest du es mit Shampoo wieder sorgfältig auswaschen.

Schuppen sind lästig. Mit den richtigen Mitteln kannst du dem Problem aber durchaus auf die Pelle rücken und dich in deiner Haut wieder wohlfühlen.

Peinlich, aber normal

Unser Körper hat so einiges an Unannehmlichkeiten zu bieten. Denn wo gehobelt wird, da fallen Späne. Will heißen: Unser Körper arbeitet hart, um uns mit Ohrenschmalz und Nasenschleim vor unerwünschten Eindringlingen zu schützen, um unser Hinterteil abzudichten oder um es uns zu ermöglichen, bei extremen Temperaturen Wärme abzugeben und für lange Zeit seidige Haut zu behalten. Dafür hat er sich sinnvolle Lösungen überlegt. Wir selbst sind es, die ein gesellschaftliches Tabu daraus machen und uns für unsere Körperfunktionen schämen. Früher glaubte man sogar, dass Krankheiten durch schlechte Gerüche verursacht würden. Um gesund zu bleiben, besprühten sich einige Menschen mit Parfüm. Als der Arzt Ignaz Semmelweis Mitte des 19. Jahrhunderts herausfand, dass Hygienemaßnahmen, insbesondere Händewaschen, Krankheiten vorbeugen, war dies zunächst sehr befremdlich für die Menschen und seine wissenschaftlichen Hypothesen wurden abgelehnt. Hygiene galt als unnötige Zeitverschwendung. Heute wissen wie es zum Glück besser.

Vielleicht hilft dir das Bewusstsein über die ausgefeilten Mechanismen unseres Körpers, ein bisschen nachsichtiger mit dir (und mit anderen natürlich auch) zu sein und deinem Leib dafür zu danken, dass er sich so gut um dich kümmert.

PHÄNOMENE DES KÖRPERS –
Überraschendes und Skurriles

Was uns menschlich macht

Genug der Mühsale und Peinlichkeiten! Es gibt genauso viele, wenn nicht sogar noch viel mehr Dinge an und in dir, die dich zum Staunen bringen werden. Denn weißt du, was das wirklich Schöne an deinem Körper ist? Er bietet ein nie enden wollendes Universum voller Geheimnisse, die nur darauf warten, entdeckt zu werden. Jeden Tag liefert die Forschung neue Erkenntnisse, die ihrerseits wieder neue Fragen aufwerfen. Es wird niemals langweilig und auch wenn du schon so viel über deinen Körper weißt, gibt es bestimmt einiges, was dir bisher noch nicht bekannt war.

Was, denkst du, unterscheidet uns Menschen von den Tieren? Vielleicht die komplexe Sprache, das hoch entwickelte Gehirn oder dass wir mit unseren Händen Werkzeuge benutzen und damit fantastische Bauwerke erschaffen können? Oder unser Geist mit der Fähigkeit der Selbstreflexion? All diese Antworten sind berechtigt. Eine Sache, die viel simpler ist, fehlt aber noch. Das, was uns Menschen von sämtlichen Tieren unterscheidet, ist unser Po. Nicht einmal unsere nächsten Verwandten, weder Schimpansen noch Gorillas, haben so viel Hintern wie wir. Warum hat die Natur ausgerechnet uns damit beschenkt?

Im Tierreich gibt es faszinierende Hinterteile. Bei Glühwürmchen leuchtet der Hinterleib, um Partner anzuziehen. Rehe haben einen hellen Fleck im Fell am Po. Bei Gefahr stellen sie die Haare auf, um andere zu alarmieren. Wombats wiederum verstopfen mit ihren dicken Backen den Höhlenausgang, um sich vor Feinden zu schützen. Es gibt auch wirklich gefährliche Hintern. Hummeln haben einen Stachel am Gesäß und manche Seegurkenarten haben dort messerscharfe Kalkzähne. Tiere haben also sehr eindrucksvolle Hinterteile. Es gibt jedoch kein Tier, das einen im Vergleich zum restlichen Körper so großen Po hat wie wir Menschen. Unsere Hüfte ist nicht besonders hoch, dafür aber breiter als bei unseren tierischen Verwandten. Diese heutige Knochenform hat sich über Millionen von Jahren herausgebildet, zusammen mit einer entsprechenden Muskulatur, wodurch das aufrechte Stehen und Gehen erleichtert wurden.

Der Pomuskel besteht aus drei Anteilen: dem Gluteus maximus, medius und minimus. Gemeinsam mit anderen Muskeln sorgt er dafür, dass das Hüftgelenk gestreckt und unser Becken stabilisiert wird. Wobei wir die Muskulatur gar nicht so sehr beim Gehen brauchen, sondern vor allem dann, wenn wir Kraft fürs Rennen benötigen. So können wir große Distanzen hinter uns bringen und Beute lange verfolgen. Eine andere wissenschaftliche Theorie ist, dass die Fettreserven vom Gesäß für Hungerphasen gedacht waren oder als Energielieferanten beim Stillen dienten. Die Form des Allerwertesten wird nämlich maßgeblich durch das Fett bestimmt, das unter der Haut liegt. Abschließend geklärt ist bisher jedoch nicht, warum genau wir einen Po bekommen haben. Es ist auch sehr schwierig, das zu erforschen, da in Fossilien weder Fett noch Muskeln zu finden sind, sondern nur Knochen. Fakt ist dennoch: Der Hintern ist ein erstaunliches Werk der Evolution, das das Menschsein neu definiert hat.

Übrigens ist das Wort »Po« die Abkürzung für das lateinische »podex«, was übersetzt »Furzer« bedeutet. Kindersprachlich wurde daraus »Popo«.

Interessant ist auch, wie viel Aufmerksamkeit wir unserem Hintern widmen. Korsetts haben früher eine Wespentaille geformt und gleichzeitig den Hintern betont. Selbst Männer hatten Phasen, in denen sie Leggings trugen, die ihre Kehrseite betonten. Heutzutage wiederum gibt es Push-up-Jeans, zahlreiche Fitnessübungen und sogar Operationen für den Allerwertesten.

So schön unser Hintern aber auch sein mag – einen entscheidenden Nachteil hat er. Wenn wir das große Geschäft erledigen, ist das viel schmutziger als bei unseren Verwandten im Tierreich. Bei

Schimpansen zum Beispiel ist der After nach oben gerichtet. Daneben haben sie keine dicken Pobacken, die den Weg versperren. Das Ganze läuft also viel sauberer ab, da der Kot einfach herunterfallen kann. So ganz optimal hat das die Natur für uns also doch nicht eingerichtet.

Schwerstarbeit Lachen

Kennst du diese Momente, in denen du einfach nicht aufhören kannst zu lachen? Dabei solltest du besser ruhig sein und aufpassen, weil der Seminarleiter oder dein Chef schon böse zu dir herüberschaut. Aber je mehr du versuchst, mit dem Lachen aufzuhören, umso schlimmer wird es. Warum solltest du aber auch etwas stoppen, was bekanntlich gesund ist!

Lachen ist eine Reflexbewegung, an der vom Kopf bis hin zum Bauch über 100 Muskeln beteiligt sind. Diese sind dermaßen angespannt, dass dein Körper echte Schwerstarbeit erledigt. Im Gesicht weiten sich die Nasenflügel, du ziehst die Nase kraus, kneifst die Augen zusammen und der Musculus zygomaticus zieht die Mundwinkel nach hinten und oben. Außerdem spannen sich Hals- und Nackenmuskulatur an, da dein Kopf sich leicht zur Seite und nach hinten neigt. Du atmest schneller und dein Zwerchfell hüpft. Der Puls beschleunigt sich und sämtliche Bauchmuskeln arbeiten, sodass du dich vor Lachen krümmst.

Das Verrückte ist: Lachen konnten wir Menschen wahrscheinlich schon, bevor wir eine Sprache hatten. Denn die Hirnregion, die maßgeblich für Lachen zuständig ist, ist entwicklungsgeschichtlich älter als das Sprachzentrum. Die Fähigkeit zu lachen ist angeboren. Schon ab zwei Monaten beginnen Babys Lächeln zu erkennen und zu verstehen, dass das etwas Positives ist. Im Kleinkindalter können wir bereits Humor verstehen und lachen insbesondere dann, wenn ein Verhalten nicht so ausfällt wie erwartet. Wenn zum Beispiel ein

Elefant piepst, anstatt zu trompeten. So banal und einleuchtend das klingen mag – dass wir lachen und einen Witz verstehen können, ist ein äußerst komplexer Vorgang. Erst müssen Ohren und Augen das Gehörte und Gesehene aufnehmen und ans Gehirn weiterleiten. Dort wird das Ganze untersucht und es wird analysiert, ob Information, Sinn und Emotionen zueinanderpassen. Falls nicht, empfinden wir die Situation als lustig. Unser Gehirn stimuliert dann den Körper samt Muskulatur zum Lachen.

Dabei können ganz unterschiedliche Reize das Lachen auslösen. Es kann ein Witz sein, den wir hören, oder ein mechanischer Reiz, wenn wir zum Beispiel gekitzelt werden. Das Tolle ist: Selbst das Geräusch, wenn eine fremde Person lacht, bringt unser Gehirn dazu, unsere Muskeln aufs Lachen vorzubereiten. Deshalb ist Lachen buchstäblich ansteckend. Das funktioniert aber nur, wenn das Lachen wirklich echt ist. Wir erkennen nämlich, wenn jemand es vortäuscht, da ein herzliches Lachen einen bestimmten Rhythmus besitzt: Der einzelne Ton dauert etwa 75 Millisekunden und wird nach 210 Millisekunden wiederholt. Bevor du beim nächsten Geschäftsessen gekünstelt klingst, solltest du vorher also besser kurz mit einer Stoppuhr üben.

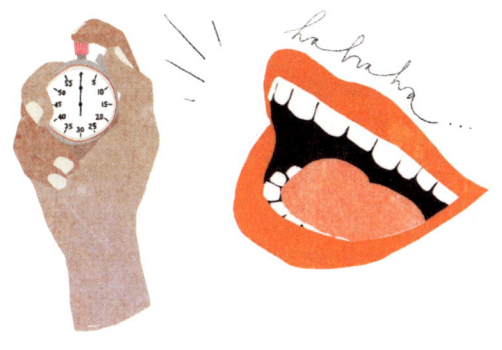

Aber wozu lachen wir überhaupt? Meist geschieht es als Reaktion auf eine witzige Situation oder aus Sympathie für unser Gegenüber. Doch nicht immer lachen wir nur in positiven Momenten, sondern zum Beispiel auch, wenn wir Angst abwehren wollen, aus Erleichterung, wenn wir nervös sind oder um einen sich anbahnenden Konflikt zu vermeiden.

Das wirklich Coole am Lachen ist jedoch, dass es nicht nur Spaß macht, sondern auch Balsam für die Gesundheit ist. Durch die vertiefte Atmung nimmst du mehr Sauerstoff auf. Dein Puls geht schneller, das Herz-Kreislauf-System und die Durchblutung werden angeregt. Sogar die Immunabwehr wird gestärkt und unser Schmerzempfinden ist verringert, wenn wir lachen. Außerdem bauen wir Stresshormone ab und setzen gleichzeitig verstärkt Glücksbotenstoffe frei wie Serotonin und Endorphine. Lachen ist also eine Rundum-Kur. Obwohl es so viele positive Effekte auf unseren Körper hat, lachen wir mit zunehmendem Alter immer seltener. Kinder lachen täglich bis zu 400-mal, Erwachsene hingegen nur noch etwa 15-mal. Aus ärztlicher Sicht kann ich dir daher nur raten, die Dinge mit Humor zu nehmen und mehr zu lachen!

Meisterwerk Stimme

Erinnerst du dich noch an das erste Mal, als du deine eigene Stimme in einer Tonaufnahme gehört hast? Mir ist dieser Moment aus meiner Kindheit sehr lebhaft im Gedächtnis geblieben. Zuerst wollte ich gar nicht glauben, dass diese helle Stimme tatsächlich meine sein sollte. »Das bin ich? Ich klinge doch vieeel tiefer, wenn ich mich beim Sprechen höre«, wunderte ich mich. Meine Familie zuckte unbeeindruckt mit den Schultern. Für sie klang das völlig normal und so musste ich mich wohl oder übel damit abfinden, dass ich keine hauchige, dunkle Bluesstimme besitze.

So alltäglich Sprachnachrichten und Videobotschaften per Smartphone heutzutage sind – wenn sie ihre eigene Stimme „vom Band" hören, wirkt sie auf viele Menschen total fremd. Der Grund dafür ist folgender: Wenn du einer Aufnahme deiner Stimme zuhörst, erreichen dich nur die Schallwellen, die von außen über die Luft an dein Ohr gelangen. Hingegen kommen, während du selbst redest, noch jene Schwingungen hinzu, die direkt über deinen Körper und die Schädelknochen ins Innenohr geleitet werden. Dieser Mix aus Luft- und Knochenleitung ergibt einen anderen Sound als den, den der reine »Knochenschall« aus einer Aufzeichnung erzeugt. Der Klang deiner Stimme, wie sie deine Umwelt hört, mag auf dich zunächst befremdlich wirken. Je häufiger du dir aber auf Aufnahmen lauschst, umso vertrauter wird er dir. Bei mir hat es immerhin nur einige Jahre und zig Videodrehs gebraucht, bis ich mich daran gewöhnt habe.

Die Stimme ist wirklich ein so fantastisches wie machtvolles Kunstwerk. Vom ersten Augenblick an, den wir auf dieser Welt verbringen, begleitet sie uns. Erst schreien wir, später können wir Worte formulieren. Unsere Stimme befähigt uns zu sprechen und zu singen, in ihr spiegelt sich das, was wir fühlen, und wir können mir ihr Emotionen erzeugen. Wir jubeln, lachen, schmeicheln, verärgern und flößen mit ihr sogar Angst ein. Wir können flüstern oder aber Töne erzeugen, die einen ganzen Konzertsaal füllen. Dabei ist die Stimme so individuell wie die Augen eines jeden Menschen.

Doch damit die Stimme überhaupt erklingen kann, musst du zuerst etwas Lebenswichtiges tun: einatmen. Beim Ausatmen strömt dann die Luft aus der Lunge durch deine Luftröhre an den Stimmlippen im Inneren des Kehlkopfes vorbei. Diese zwei feinen, mit Schleimhaut überzogenen Falten werden in Bewegung versetzt, die Luft wird zum Schwingen gebracht – ein Geräusch entsteht. Der Rachen, der Mund mit Zunge und Zähnen sowie die Nase inklusive der Nasennebenhöhlen lassen den Ton dann erklingen.

Kinderstimmen klingen noch relativ ähnlich, doch während der Pubertät ändert sich das. Die Produktion des Hormons Testosteron

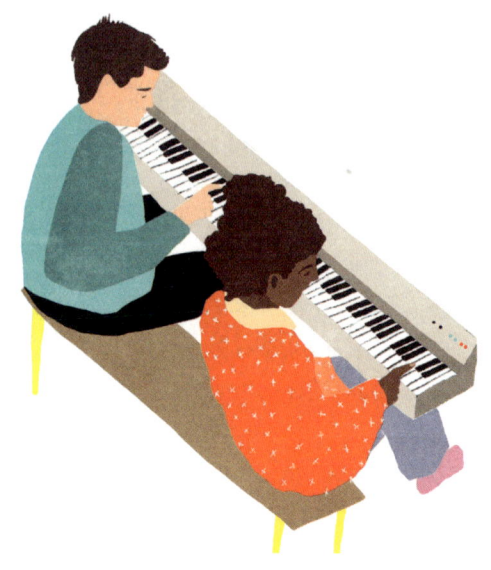

steigt nämlich, wodurch der Kehlkopf zu wachsen beginnt. Bei Jungs wird deshalb der sogenannte Adamsapfel sichtbar. Auch ihre Stimmlippen wachsen, weshalb die Tonhöhe erheblich sinkt. Eine Jungsbeziehungsweise Männerstimme klingt dann etwa eine Oktave tiefer als zuvor. Anders als viele Menschen meinen, kommen auch Mädchen in den sogenannten Stimmbruch. Allerdings ist er bei ihnen weniger stark ausgeprägt. Denn während bei Jungs die Stimmlippen etwa einen Zentimeter länger werden, sind es bei Mädchen nur drei bis vier Millimeter. Eine Frauenstimme wird daher nur ein paar Töne tiefer.

Das Blöde dabei ist: Beide Stimmlippen wachsen nicht gleichmäßig und schwingen daher unregelmäßig. Folglich erklingen mal höhere, mal tiefere Töne. Manchmal ist die Stimme auch brüchig oder sie krächzt und quietscht. Kaputt geht allerdings nichts. Das Wort »Stimmbruch« ist also anatomisch gesehen nicht korrekt. Außerdem ist diese Phase nicht die einzige Zeit, während der die Stimme macht, was sie will. Wenn du älter wirst, verändert sie sich noch einmal. Die Muskeln und das Gewebe im Kehlkopf sind dann nicht mehr so kraftvoll und elastisch, die Stimmlippen weniger geschmeidig. Dadurch wird deine Stimme mit dem Alter rauer. Das ist ein ganz natürlicher Vorgang, der uns das Alter einer Person sogar am Telefon schnell einschätzen lässt.

Wo die Musik spielt

Apropos Musik. Geht es dir auch so, dass du nicht ruhig sitzen
bleiben kannst, wenn du dein Lieblingslied hörst? Dass du dich bewegen willst oder mindestens mit dem Fuß wippen musst? Oder ist
dir auch schon mal bei der Musik, die eine rührende Filmszene
untermalt hat, ein Schauer über den Rücken gelaufen? Musik macht
echt so einiges mit uns. Wieso ist Musik so ein krasses Phänomen?

Bereits im Mutterleib machen wir die ersten Hörerfahrungen.
Als Säugling nehmen wir Rhythmen wahr und bewegen Arme und
Beine dazu. Musik begleitet uns durch das Leben und reißt uns bis
ins hohe Alter mit. Dabei ist Musik streng genommen nur ein akus-
tisches Signal, das über den Hörnerv vom Innenohr zum Gehirn
geleitet wird. Bevor die Musik dort die sogenannte Hörrinde erreicht, wird sie auf dem Weg dahin bereits mehrfach analysiert. So
werden Muster herausgefiltert und letztlich wird unterschieden, ob

es sich um einen reinen Ton handelt oder um einen Klang, der aus mehreren Tönen zusammengesetzt ist. Dafür wird der Klang, also das Signal, zunächst im Hirnstamm aufgetrennt und später in der Hörrinde erneut. Auch die Lautstärke wird ausgewertet, genauso wie Melodie und Rhythmus. Wo exakt ein Klang wie genau analysiert wird, weiß die Forschung bisher allerdings nicht. Doch sie weiß immerhin: Ein Musikzentrum gibt es im Gehirn nicht. Beide Hirnhälften sind dabei aktiv und in jeder werden noch einmal ganz verschiedene Bereiche angesprochen. Wenn du zum Beispiel dein Lieblingslied hörst, siehst du automatisch das Musikvideo vom Künstler vor deinem inneren Auge. Das bedeutet, visuelle Areale werden angesprochen. Wenn du wiederum den Rhythmus mitklatschen möchtest, müssen dafür auch motorische und sensorische Areale aktiviert werden, damit du fühlen und die Bewegung tatsächlich ausführen kannst. Das Kleinhirn brauchst du für die Ko-

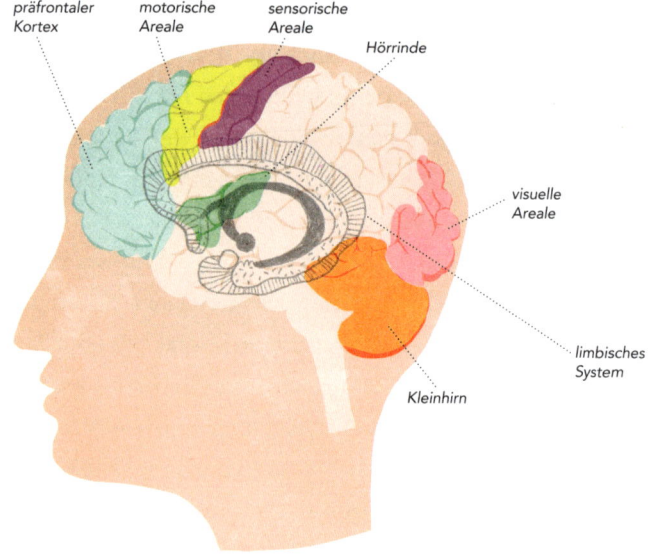

ordination ebenfalls. Das Spannende dabei ist: Selbst wenn du ganz
stillliegst und Musik hörst, zeigt sich in der Magnetresonanztomo-
grafie (einer Bildgebung vom Kopf), dass Bereiche im Gehirn, die
für die Bewegung zuständig sind, stimuliert werden.

Doch es tut sich nicht nur im Gehirn so einiges, sondern im gesamten Körper. So verändert sich dein Herzschlag, wenn du Musik
hörst. Beim Chorsingen gleichen sich die Herzfrequenzen der Sän-
ger nachweislich sogar aneinander an. Gleichzeitig sinkt der Blut-
spiegel des Hormons Cortisol – du baust also Stress ab. Abwehrstoffe im Blut steigen hingegen, da dein Immunsystem angeregt
wird. Genau wie Lachen ist Musik also gesund, vor allem wenn du
selbst musizierst.

Aber das ist noch längst nicht alles, was Musik mit dir macht. Sie
weckt auch verschiedenste Gefühle. Denn das limbische System
wird ebenfalls stimuliert, also der Bereich im Gehirn, der Gefühle
verarbeitet. Aus diesem Grund berührt dich Musik so sehr. Es werden Endorphine – Glückshormone – ausgeschüttet genauso wie der
Botenstoff Serotonin. Letzterer sorgt unter anderem dafür, dass
neue Verbindungen zwischen den Nervenzellen entstehen. Musik
stimuliert also dein Gehirn und stärkt die sogenannte Neuroplasti-
zität. So können ganze Bereiche im Gehirn wachsen.

Da Musik so vieles im ganzen Körper auslöst und sogar für neue
Vernetzungen im Gehirn sorgt, muss es ja so sein, dass wir durch die
Melodien des großen Komponisten Mozart schlauer werden. Oder?
Bereits 1993 wurde die erste Studie dazu veröffentlicht. Versuchsper-
sonen bekamen Aufgaben zum räumlichen Denken. Wenn sie vorher
eine Klaviersonate von Mozart gehört hatten, konnten sie die Aufgaben besser lösen, als wenn vorher Ruhe herrschte oder sie Entspan-
nungsanleitungen angehört hatten. Daraus schlussfolgerten die Wissenschaftler, dass uns komplexe Musik zu Höchstleistungen antreibt
– auch bekannt als der »Mozart-Effekt«. Auch heute gibt es Eltern,

die meinen, dass ihr Kind intelligenter würde, wenn es während der Schwangerschaft oder als Kleinkind mit klassischer Musik beschallt wird. Bevor deine Erwartungen jetzt aber in die Höhe schnellen, muss ich dich leider bremsen. Mozart-Melodien machen dich nicht zu einem Super-Brain. Diese Hypothese konnte bisher nicht dingfest gemacht werden. Was Musik aber durchaus tut: Sie aktiviert so viele verschiedene Bereiche in deinem Gehirn, dass dadurch die Aufmerksamkeit, Konzentration und auch das Wohlbefinden gesteigert werden. Wahrscheinlich konnten die Menschen im Versuch deshalb die Aufgaben besser lösen, wenn sie zuvor den Klängen von Mozart gelauscht hatten. Das Schöne ist, dass du dasselbe auch mit anderen Musikrichtungen erreichst, ganz gleich, ob es R'n'B, Rockmusik oder Schlager ist. Also kannst du dir anhören, was dir gefällt.

Selbst wenn Musik nicht generell schlauer macht, ist es für dich vielleicht interessant zu wissen, dass es durchaus ein Vorteil sein könnte, wenn du ein Instrument beherrschst. Bei Musikern ist zum Beispiel die Verbindung zwischen der rechten und linken Hirnhälfte sehr gut ausgebildet. Auch die Bereiche für Hören, räumliches Sehen und Motorik sind bei ihnen vergrößert. Denn das Gehirn von Musikern muss komplexe Leistungen erbringen, indem es vorausplant, den Körper die Bewegung umsetzen lässt und gleichzeitig überprüft, ob er richtig spielt. Musik fördert außerdem die Kreativität, das Konzentrationsvermögen, das Gedächtnis, die emotionale Entwicklung und eine Vielzahl weiterer Fähigkeiten. Als wäre das alles nicht schon gewinnbringend genug, sind die Gehirne von Musikprofis im Schnitt jünger als die von Nichtmusikern. Du merkst schon: Es lohnt sich, nicht nur Musik zu hören, sondern vor allem, sie zu machen. Denn Musik fordert das Gehirn auf krasseste Art. Es muss filtern, ordnen, abgleichen und es werden sämtliche Bereiche aktiviert und sogar Emotionen und Erinnerungen geweckt. Musik ist ein Wundermittel, das in uns ganze Welten erschaffen kann.

Dein freier Wille?

In der Natur gibt es Organismen, die andere Lebewesen kontrollieren. Oder die zumindest deren Verhalten beeinflussen. Ein Beispiel ist der Saitenwurm. Er gelangt beim Fressen in das Körperinnere von Heuschrecken und wenn er alt genug ist, verlässt er das Insekt, um sich zu paaren. Die Fortpflanzung ist aber nur im Wasser möglich. Nun sind Heuschrecken nicht besonders wasserliebend, doch der Wurm bringt sie dazu, ins kühle Nass hineinzuspringen, und zwar kurz vor seiner sexuellen Reife. Damit treibt er die Heuschrecke in den Selbstmord. Sie ertrinkt, der Wurm wird freigesetzt und kann seiner Bestimmung folgen. Der Saitenwurm ist somit ein Parasit. Das ist ein Lebewesen, das mit einem anderen Organismus zusammenlebt, um einen Vorteil daraus zu ziehen, und ihm – also dem Wirt – dabei gleichzeitig Schaden zufügt. Derartige Beispiele gibt es in der Natur vielfach. Der Leberegel zum Beispiel steuert Ameisen so, dass sie sich an Grashalmen festkrallen, damit sie leichter von Rindern und Schafen gefrühstückt werden. In den Säugetieren kann sich der Leberegel dann vermehren.

Wir Menschen sind Wesen mit einem freien Willen, es gibt jedoch tatsächlich einen Mikroorganismus, der unser Verhalten beeinflussen kann. Der Parasit Toxoplasma gondii ist ein kleiner Erreger, der sich nur im Körper von Katzen geschlechtlich vermehren kann. Sie scheiden ihn mit dem Kot aus, sodass er anschließend über kontaminierte Erde und Pflanzen oder auch über Wasser in das Innere von Nagetieren gelangt. Dort verteilt er sich und überdauert, bis die Ratte oder die Maus von einer Katze gefressen wird. Der Kreislauf beginnt von vorn.

Nun ist es so, dass Katzen neben Hunden unsere liebsten Haustiere sind. Und wenn du eine Katze besitzt, weißt du, dass das Katzenklo regelmäßig gereinigt werden muss. Deswegen passiert es schnell, dass wir Toxoplasma gondii durch Kontakt mit Katzenkot aufnehmen. Der Erreger kann aber auch beim Verzehr von nicht

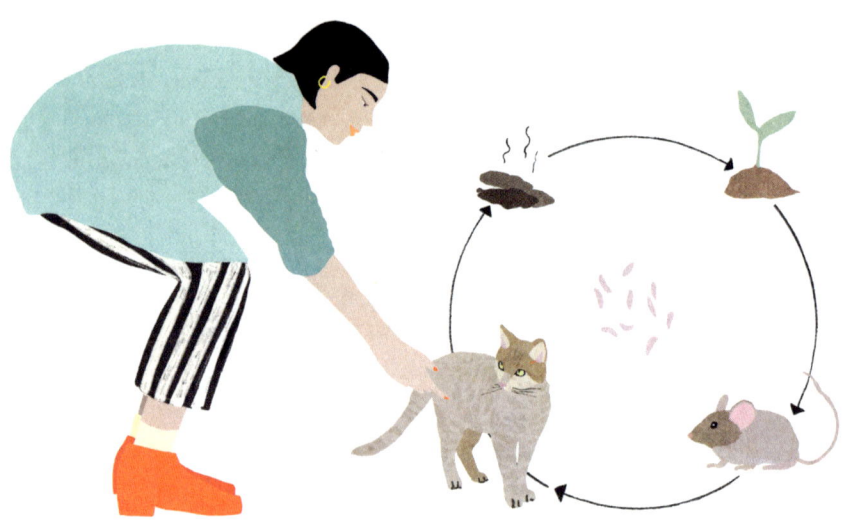

durchgegartem Fleisch oder von ungewaschenem Obst und Gemüse übertragen werden. Er verteilt sich dann über die Blutbahn im Körper und verharrt vor allem in der Muskulatur, im Gehirn oder Auge. Die Infektion bemerken wir oftmals gar nicht oder wir spüren höchstens grippeartige Symptome wie Fieber und Kopfschmerzen. Es gibt aber auch schwerere Verläufe der sogenannten Toxoplasmose zum Beispiel mit Entzündungen im Auge. Eine Ansteckung während der Schwangerschaft kann wiederum zu Entwicklungsstörungen beim ungeborenen Kind führen. Bei immungeschwächten Menschen, zum Beispiel nach einer Organtransplantation, ist es möglich, dass das Gehirn sich entzündet und es zu Lähmungen oder zu Bewusstseinsstörungen kommt.

Umso schlimmer, dass Toxoplasma gondii ein sehr erfolgreicher Parasit ist! Er ist weltweit bei jedem dritten Menschen anzutreffen – in Deutschland ist sogar jeder Zweite infiziert. Doch warum ist das, abgesehen von den möglichen Komplikationen, ein Problem? Schließlich bemerken wir von der Ansteckung meist nichts und wir springen nicht ins Wasser, um unterzugehen, oder halten uns an Grashalmen fest, um gefressen zu werden. Die Antwort ist viel interessanter.

Toxoplasma gondii bringt Mäuse dazu, ihre Angst vor Katzenurin zu verlieren. Doch wo der Harn einer Katze ist, ist die Katze nicht weit. So werden die Nager schneller gefressen und der Parasit hat sein Ziel erreicht. Bei Ratten steigert der Erreger wiederum die Aktivität in Hirnbereichen, die für sexuelle Anziehung zuständig sind, sodass sich die Nagetiere von ihren Räubern regelrecht angezogen fühlen und ihre Angst vor ihnen verlieren. Jetzt mögen Ratten und Mäuse nicht viel mit Menschen zu tun haben, aber auch bei uns löst der Parasit einiges aus. Im Gehirn beeinflusst er zum Beispiel den Botenstoff Dopamin. Dieser ist Teil des Belohnungssystems und in unsere emotionalen Reaktionen involviert. Er spielt auch eine große Rolle bei psychischen Erkrankungen wie bei Schizophrenie. Forscher haben tatsächlich festgestellt, dass bei Menschen mit Schizophrenie häufiger Toxoplasma gondii nachgewiesen werden kann als bei psychisch gesunden. Außerdem sehen einige Forscher starke Hinweise auf einen Zusammenhang zwischen Toxoplasma gondii und Autismus, Zwangs- und Angststörungen. Natürlich ist ein statistischer Zusammenhang noch lange kein Beweis dafür, dass der Keim auch wirklich die Ursache ist. Außerdem sind immer mehrere Faktoren daran beteiligt, dass eine psychische Erkrankung entsteht. Hier ist also weiterhin viel Forschung nötig.

Es gibt auch Untersuchungen, die gezeigt haben, dass Menschen mit dem nachgewiesenen Erreger öfter in Verkehrsunfälle verwickelt sind. Anscheinend ist ihre Reaktionsgeschwindigkeit verlangsamt, gleichzeitig ist ihre Risikobereitschaft erhöht. Menschen, die

So schützt du dich vor Ansteckung

Bevor du dir den Kopf zerbrichst, weil du gerade ungewaschene Heidelbeeren snackst – hier einige Tipps, wie du dich vor einer Infektion mit dem Parasiten schützen kannst:

- Wasche deine Hände mit Seife, wenn du rohes Fleisch, Erde oder Katzenstreu berührt hast.
- Erhitze Fleisch vor dem Verzehr ausreichend lange.
- Wasche oder schäle Obst und Gemüse, bevor du es isst.
- Reinige Katzenklos nur mit Handschuhen und wasche dir hinterher gründlich die Hände.
- Wenn du schwanger bist, überlasse das Reinigen des Katzenklos anderen.

Toxoplasma gondii in sich tragen, versuchen außerdem häufiger, sich umzubringen. Doch es ist nicht bewiesen, ob wirklich der Mikroorganismus die Ursache für diese Auffälligkeiten ist. Bei alldem stellt sich auch die Frage, welchen Nutzen der Parasit davon hätte, wenn wir unser Verhalten ändern. Wir gehören schließlich nicht zur typischen Beute von Katzen. Allerdings standen wir vor Tausenden von Jahren sehr wohl auf dem Speiseplan von Großkatzen. Der Erreger hätte also durchaus einen Vorteil gehabt, wenn wir weniger Scheu vor den Raubtieren gehabt hätten.

Wir sind nicht allein

Wenn du in den Spiegel schaust, ist klar: Das bist du. Mit spätestens zwei Jahren ist einem Kind das bewusst. Allerdings ist das nur die halbe Wahrheit. Wir Menschen bestehen aus etwa 30 Billionen Zellen, die unsere Haare, unsere Haut, unser Gewebe und die Knochen bilden. Aber das ist nicht alles. Wir teilen unseren Körper schätzungsweise mit ebenso vielen Mitbewohnern. Die finden bei uns optimale Bedingungen, um zu überleben. Denn wir sind warm und bieten reichlich zu essen und zu trinken. Diese Mikroorganismen leben aber nicht gratis bei uns. Als Gegenleistung helfen sie uns bei verschiedenen Abläufen im Körper und schützen uns vor Krankheitserregern. Das ist kein Nice-to-have, sondern überlebensnotwendig für uns. Ein solches Zusammenleben von zwei unterschiedlichen Lebewesen zum beiderseitigen Nutzen nennt man Symbiose. Die Symbionten krabbeln, fressen und vermehren sich überall auf und in unserem Körper. Der beliebteste Ort ist der Darm. Hier lebt der Großteil der Bakterien des Körpers und sie haben so schöne Namen wie Enterokokken, Enterobacteriaceae und Prevotella. Durch die Wärme, die feuchte Umgebung und den Überfluss an Nahrung fühlen sie sich so wohl, dass sie ein ganzes Leben lang relativ stabil bleiben, obwohl wir täglich neue schlucken und auf der Toilette wieder ausscheiden. Für uns sind sie lebenswichtig, denn sie helfen zum Beispiel beim Spalten von unverdaulichen Nährstoffen und der Versorgung mit Vitaminen. Sie sind auch an der Verdauung von Medikamenten beteiligt und wesentlich für unsere Immunabwehr.

So wichtig die Bakterien für einen funktionierenden Darm sind – sie können aber auch viel Schaden anrichten, wenn sie am falschen Ort sind. Im Blut können sie zu einer Blutvergiftung führen. In der Vagina können Infektionen entstehen und dafür braucht es nicht viel, da der Darmausgang sehr nah ist. Damit das nicht ganz so schnell passiert, hat die Vagina ihr ganz eigenes Abwehrsystem. Ihr Mikrobiom ist dafür da, Krankheitserreger wie eben Darmbakterien abzuwehren. Die Schleimhaut der Vagina ist so dicht besiedelt, dass kaum Lebensraum für andere Keime übrig ist. Die Milchsäurebakterien oder sogenannten Döderlein-Stäbchen sorgen hier außerdem für ein saures Milieu, das Erregern das Überleben schwer macht.

Ein weiteres Beispiel für Symbionten sind jene auf der Oberfläche unseres Körpers. Es gibt weniger besiedelte Gebiete, wie zum Beispiel die trockene Haut am Unterschenkel, und sehr dicht bewohnte Bereiche wie die feuchte, warme Haut der Achselhöhlen. Das Hautmikrobiom sorgt als Platzhalter dafür, dass fremde Keime sich nicht ansiedeln können. Es hemmt auch das Wachstum von Krankheitserregern durch eigene Stoffwechselprodukte, zugehörige Milben fressen sogar Reste von Cremes, Make-up und selbst Bakterien.

Unser Mikrobiom ist aber nicht unerschütterlich. Es kann durchaus aus dem Gleichgewicht geraten. Zum Beispiel durch Stress, Medikamente und durch nachlässige oder auch übertriebene Hygiene. Ein Beispiel: Kinder, die durch einen Kaiserschnitt auf die Welt gekommen sind – also relativ keimarm –, leiden häufiger unter Allergien und Asthma. Wer während der Kindheit oft Antibiotika nehmen musste, hat später wiederum ein höheres Risiko für chronische Erkrankungen des Verdauungstraktes und Allergien. Die heutige Hygiene und moderne Medizin können nämlich der Vielfalt des Mikrobioms schaden, so viele Vorteile sie auch haben.

Glücklicherweise leben wir aber in keiner sterilen Welt. In der Natur gibt es keinen keimfreien Organismus und unter uns Menschen hat jeder seine ganz eigene Komposition an Symbionten, abhängig von den Genen, von der Ernährung, der Umgebung und den Lebensgewohnheiten. Auch du! Das ist quasi wie ein Fingerabdruck, den du überall dort hinterlässt, wo du bist. Du verlierst nämlich permanent Mikroben durch Ausatmen, durch Ausspucken oder sie fallen einfach herunter. Wenn du stehst, gehst und sitzt. Auch während du diese Zeilen liest.

Das Mikrobiom eines jeden Menschen ist einzigartig. Das Problem ist allerdings, dass noch nicht sicher ist, wie stabil es über welchen Zeitraum wirklich bleibt. Ist es in fünf Jahren noch genau das Gleiche oder ändert es sich durch eine Änderung des Lebensstils, einen Umzug in ein fremdes Land oder etwa eine Ernährungsum-

Einzigartiges Mikrobiom

Es gibt Studien, die gezeigt haben, dass Mikroben auf der Tastatur von Computern und Smartphones zu ihren Benutzern passen. Und selbst auf deinem Partner hinterlässt du deine Spur. Wir sind förmlich von einer Mikrobiomwolke umgeben, die auch nicht durch Handschuhe oder Kleidung aufgehalten wird.

An dieser Tatsache wird fleißig geforscht. Kriminelle könnten durchaus bald anhand ihres mikrobiellen Fingerabdrucks überführt werden, indem Spuren von Türgriffen und Oberflächen analysiert werden. Spektakulär, oder?

stellung? Klar ist auch noch nicht, ob die Unterschiede in der Zusammensetzung des Mikrobioms wirklich eindeutig genug sind, um acht Milliarden Menschen auseinanderzuhalten. Es bleibt also spannend. Fest steht jedoch: Unsere Mitbewohner eröffnen ganz neue Möglichkeiten. Denn wir sind viel mehr als das, was wir sehen. Oder anders gesagt: Ohne unser Mikrobiom wären wir nichts.

Warum wir Sex haben

Mikroben sind schon beeindruckend und obwohl sie so winzig sind, haben sie uns in einem Punkt deutlich etwas voraus: bei der Vermehrung. Auf der Erde leben beinahe acht Milliarden Menschen. Jede Minute werden es etwa 150 mehr. Um aber nur einen einzigen davon zu erschaffen, dauert es im Schnitt 40 Wochen. Viele Einzeller hingegen brauchen nur eine halbe Stunde, bis Nachkommen da sind. Es gibt also deutlich schnellere und effizientere Wege – warum vermehren wir Menschen uns trotzdem ausgerechnet durch Sex?

Um Nachkommen zu zeugen, muss eine Art erfolgreich an die Umwelt angepasst sein und Erbinformationen müssen weitergegeben werden. So wird der Fortbestand von Lebewesen und gleichzeitig von genetischem Material gesichert. Hierfür hat sich die Natur verschiedene Wege einfallen lassen. Der vermutlich ursprünglichste ist die ungeschlechtliche Fortpflanzung. Eine Zelle verdoppelt ihre genetische Information und verteilt sie dann auf zwei Zellen. Dadurch ist die Tochterzelle eine identische Kopie der Elternzelle, also ein Klon. Das ist natürlich toll, weil somit gute Gene erhalten bleiben. Außerdem ist das sehr zeitsparend. Gleichzeitig können aber auch Fehler weitergegeben werden und es findet keine Weiterentwicklung oder Anpassung an neue Bedingungen statt.

Zum Glück kam etwas später die geschlechtliche Fortpflanzung hinzu. Weitverbreitet ist hier die Art, die auch wir Menschen nut-

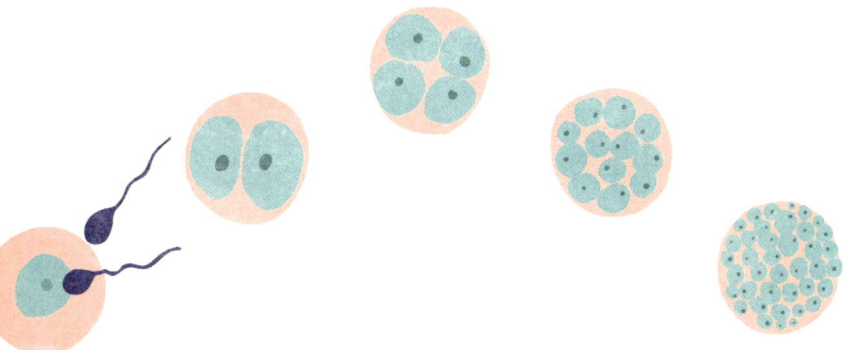

zen: die zweigeschlechtliche Fortpflanzung. Hierfür sind zwei verschiedene Geschlechtszellen nötig, zum Beispiel eine Eizelle und eine Samenzelle. Sie verschmelzen miteinander, sodass das Erbmaterial von beiden zusammengeführt wird. Anders als bei der ungeschlechtlichen Fortpflanzung entstehen also keine Klone, sondern Individuen. Diese sind alle unterschiedlich. Theoretisch ist es so möglich, unendlich viele Kombinationen zu erschaffen. Dadurch können sich Lebewesen viel besser an neue Bedingungen anpassen und sind auch deutlich widerstandsfähiger. Feinde haben es gleichzeitig schwerer, zum Beispiel muss sich ein Bakterium jedes Mal etwas Neues einfallen lassen, um einen krankzumachen. Durch das Verschmelzen der beiden Keimzellen gibt es zudem für jedes Gen ein zweites Gen desselben Typs und damit ein Back-up, falls doch mal ein Fehler auftreten sollte. Die geschlechtliche Fortpflanzung durch zwei Geschlechtszellen hat also gleich mehrere Vorteile für uns. Das mag sehr wissenschaftlich und rational klingen. Nüchtern betrachtet geht es aber für jeden Organismus – auch für uns Menschen – um nichts anderes.

Damit das Ganze aber nicht allzu trocken ist, hat sich die Natur etwas sehr Interessantes ausgedacht: Spaß am Sex. Das ist durchaus ein komplexer Vorgang, wir brauchen nämlich nicht nur Geschlechtsorgane, sondern auch verschiedene Drüsen, Nerven, ein Gehirn und verschiedene Botenstoffe. Dopamin und Serotonin sorgen zum Beispiel dafür, dass du ein gutes Gefühl hast und glücklich und zufrieden bist. Oxytocin wiederum schafft ein Gefühl der Verbundenheit. Adrenalin lässt dein Herz schneller pumpen und erweitert die Bronchien, wodurch die Atmung verstärkt wird. Übrigens hat Sex auch gesundheitliche Vorteile. Er trainiert die Beckenbodenmuskulatur, stärkt das Immunsystem, baut Stress ab. Gleichzeitig kann er bei Kopfschmerzen und selbst bei Schluckauf helfen. Sex tut unserem Körper also gut und sorgt nebenbei auch noch dafür, dass wir nicht aussterben.

Im Vergleich zur geschlechtlichen Fortpflanzung hat er jedoch einen entscheidenden Nachteil. Denn zuerst einmal müssen wir Geschlechtszellen herstellen, was Zeit kostet. Auch das Heranwachsen und Reifen eines Fetus dauert. Das ist nicht wie bei Bakterien, die innerhalb von Minuten neue Abkömmlinge erschaffen können. Was daneben das größte Problem bei all dem ist: Wir brauchen immer einen Partner, um nicht auszusterben.

Fun Fact
Der Clownfisch hat das Partnerproblem sehr intelligent gelöst: Ein Weibchen lebt mit mehreren Männchen zusammen. Der größte Fisch ist das Weibchen und der zweitgrößte das paarungsbereite Männchen. Falls das Weibchen sterben sollte, wechselt das Männchen einfach das Geschlecht und wird zur Frau. So einfach kann es sein!

Darum verliebst du dich im Frühling

Ist dir schon einmal aufgefallen, wie einfach es scheint, sich zu verlieben, sobald die Vögel zu zwitschern beginnen und die ersten Blumen blühen? Wenn du ans Verlieben denkst, kommt dir bestimmt schnell ein bestimmtes Organ in den Sinn: das Herz. Es ist Teil von unzähligen Gedichten, Geschichten und Gemälden und in unserer Sprache finden sich viele Redewendungen damit: »Für jemanden einen Platz im Herzen haben«, »Sein Herz verschenken«, »Sein Herz verlieren«, »Das Herz schlägt bis zum Hals« und so weiter. Zwar ist das Herz das Sinnbild der Liebe, es hat aber gar nicht so viel mit Frühlingsgefühlen zu tun.

Spoiler-Alarm! Jetzt wird es unromantisch: Der Hauptakteur beim Verlieben ist dein rationales, analytisches Gehirn. Das Sagen haben nämlich hauptsächlich von ihm produzierte Botenstoffe.

Nehmen wir einmal Melatonin: Dieses Hormon strömt in deine Blutbahn und macht dich müde, wenn es dunkel wird. Im Winter ist der Melatoninspiegel aufgrund des Lichtmangels erhöht, weshalb du dich schläfrig fühlst. Keine gute Voraussetzung zum Flirten. Sobald sich aber im Frühjahr die Sonne zeigt, sinkt der Melatoninspiegel. Du wirst aktiver und wacher.

Ein weiterer wichtiger Botenstoff beim Verlieben ist Dopamin. Es sorgt für ein gutes, belohnendes Gefühl und lässt dein Herz schneller schlagen – genauso wie es die Hormone Adrenalin und Noradrenalin aus der Nebenniere tun. Daneben weiten sich deine Pupillen und dein Bauch fängt an zu kribbeln. Einige dieser Symptome gleichen dem, was bei einer Angstsituation geschieht. Denn Verlieben ist nichts anderes als Stress für deinen Körper. Das klingt ein wenig ernüchternd, oder?

Bei diesem Höhenflug der Hormone gibt es interessanterweise eine chemische Verbindung, die nicht total ausschlägt: der Glücksbotenstoff Serotonin. Entgegen aller Erwartungen hat er ein niedriges Level – ähnlich wie bei Menschen, die unter Zwangsstörungen leiden. Das könnte wiederum erklären, warum wir uns so sehr auf einen Menschen fixieren, wenn wir verknallt sind.

Verlieben wir uns aber wirklich öfter während der Frühlingszeit? Für diesen Mythos gibt es bisher keine Belege. Immerhin zeigt aber eine Untersuchung, dass wir unsere Handynummer bereitwilliger herausgeben, wenn die Sonne scheint – dass also Flirten schneller von Erfolg gekrönt ist. Wahrscheinlich liegt das daran, dass wir bei Sonnenschein besser gelaunt sind. Hinzu kommt, dass es im Frühjahr viel mehr optische Reize gibt, weil wir uns bunter kleiden und kurze Sachen tragen. Abgesehen davon nimmt unsere Nase auch mehr Gerüche wahr. So setzt der aufgetaute Boden plötzlich verschiedene Duftstoffe frei. Es riecht nach Blumen und nach Petrichor. Letzteres ist ein Name für den Geruch, der entsteht, wenn Regen auf trockene Erde fällt. Wortwörtlich bedeutet es »Blut der Götter im Stein«. Wie poetisch!

Zusätzlich zu Petrichor riechen wir auch die Erde selbst – wobei Erdgeruch nichts anderes als der Duft von moderigem Laub ist. Er entsteht durch das sogenannte Geosmin, einen Stoff, der von Mikroorganismen im Boden produziert wird. Wir reagieren total positiv auf dieses muffige Aroma – wahrscheinlich, weil es uns früher ein Wegweiser zu lebensnotwendigem Wasser war. Unsere Nase ist so sensibilisiert dafür, dass sie Geosmin bereits bei einem Mischverhältnis von eins zu 100 Millionen wahrnimmt. Aus diesem Grund wird Geosmin gerne bei der Herstellung von Parfüms verwendet.

Ganz so einfach ist es dann aber doch nicht mit dem Verlieben. Es gehört weitaus mehr dazu als schimmelige Erdausdünstungen und ein paar Hormone. Das Aussehen und der Status des Gegenübers sowie gemeinsame Werte haben Einfluss auf uns. Zudem sind die äußeren Umstände wichtig: Romantische Stimmung macht Verlieben leichter. Nicht zuletzt sollen sogar bestimmte Gene, die den Körpergeruch beeinflussen, Macht darüber haben, in wen du dich verliebst und in wen nicht. Bei der Frage, wie weit unsere Partnerwahl dadurch tatsächlich gelenkt wird, gehen die Meinungen von Forschern allerdings noch auseinander. Abschließend geklärt ist das nicht.

Du siehst immerhin: Es muss echt einiges zusammenkommen, damit dein Herz tatsächlich höherschlägt. Das bedeutet aber auch: Du kannst dich nicht nur im Frühling verlieben, sondern zu jeder Jahreszeit.

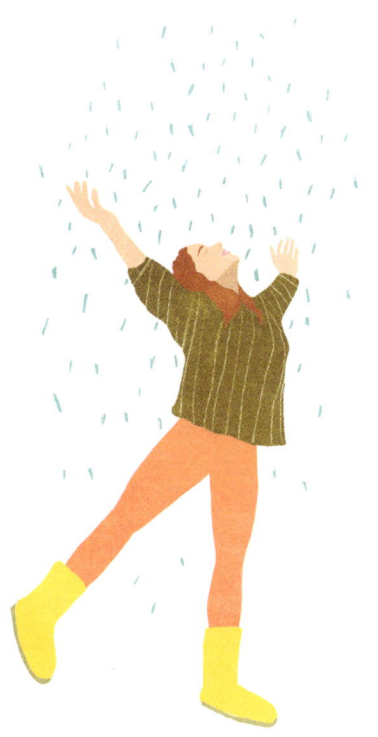

Schlafen kannst du, wenn du tot bist?

Ist es nicht seltsam? Ein Drittel unserer Lebenszeit verbringen wir mit einer Sache, über die wir trotz jahrzehntelanger Forschung noch immer total wenig wissen: Schlafen. Unter allen Mysterien, die unser Körper zu bieten hat, ist Schlaf eine Kuriosität, die noch mal für sich steht. Dass in diesem Feld so viele Fragen offen sind, ist aber kein Wunder, denn Schlaf lässt sich nicht so einfach untersuchen.

Klar ist immerhin: Es gibt verschiedene Schlafphasen. Der REM-Schlaf ist durch schnelle Augenbewegungen (Rapid Eye Movement) gekennzeichnet, die in den Non-REM-Schlafphasen nicht vorhanden oder weniger ausgeprägt sind. Das Schlummern starten wir mit dem Non-REM-Schlaf. In dieser Phase werden große Mengen des sogenannten Wachstumshormons im Gehirn ausgeschüttet, das dabei hilft, dass der Körper sich erholen kann und Regenerationsprozesse stattfinden. Nachdem wir weitere Stufen des Non-REM-Schlafs durchschritten haben, folgt die REM-Schlafphase, der sogenannte Traumschlaf. Während des REM-Schlafs werden Erfahrungen aufgearbeitet und eingeordnet. Das lässt uns kreativ werden, neue Ideen haben und gleichzeitig Emotionen verarbeiten. Wir brauchen Schlaf zudem, um Inhalte aus dem Kurz- ins Langzeitgedächtnis zu verlagern. Gleichzeitig wird unnützes Wissen aussortiert und gelöscht – auf der »Festplatte« wird also aufgeräumt. So ein Zyklus aus Non-REM- und REM-Schlaf dauert etwa 90 Minuten, und wir durchlaufen ihn mehrmals, bis wir nach etwa acht Stunden erholt erwachen.

Aber nicht nur wir Menschen ruhen – Schlaf ist im gesamten Tierreich verbreitet. Die Schlafdauer ist allerdings sehr unterschiedlich. Elefanten und Giraffen brauchen nur zwei bis vier Stunden am Tag, Fledermäuse und Igel schlafen hingegen bis zu 20 Stunden.

Sicher träumen

Der REM-Schlaf verdankt seinen Namen dem Fakt, dass sich die Augen schnell hin- und herbewegen. Die übrige willkürliche Muskulatur ist hingegen gelähmt – mit Ausnahme des für die Atmung zuständigen Zwerchfells. Das hat durchaus einen Zweck, denn in dieser Phase träumen wir. Stell dir vor, du würdest das Geträumte plötzlich ausleben und wie ein Superheld aus dem Fenster hüpfen, um zu fliegen! Die Lähmung der Muskeln ist also ein Selbstschutz deines Körpers.

Dabei ist Schlaf genau genommen ein sehr ungünstiges Konstrukt: Während der Nachtruhe kann ein Lebewesen weder essen oder trinken noch sich fortpflanzen. Obendrein ist man auch noch leichte Beute für Feinde. Sämtlichen Basics, die das Überleben sichern, kann also nicht nachgegangen werden. Im Umkehrschluss muss das aber bedeuten, dass im Schlaf essenzielle Prozesse stattfinden, auf die kein Lebewesen verzichten kann.

In der Tat ist Schlaf für die Funktionsfähigkeit sämtlicher Organe wichtig. Er stärkt das Immunsystem und hilft dabei, dass wir nicht krank werden. Er ist wesentlich für Gedächtnis und logisches Denken. Dank einer geruhsamen Nacht können wir außerdem Erlebtes besser einordnen und verarbeiten. Welche Prozesse genau in der Nacht ablaufen, ist zwar nicht endgültig geklärt. Die Bedeutung von Schlaf wird dir aber bewusst, wenn du weißt, welche Folgen Schlafmangel haben kann. Dein Körper kann sich dann nämlich nicht ausreichend regenerieren, sodass sämtliche Prozesse ins Wanken geraten.

Wenn du zu wenig schläfst, bist du zum Beispiel viel unausgeglichener. Bestimmt kennst du das: Du bist müde und fühlst dich plötzlich missgelaunt und gnatzig, ähnlich wie ein kleines Kind. Der Grund dafür ist ganz einfach: Die Amygdala – ein für starke

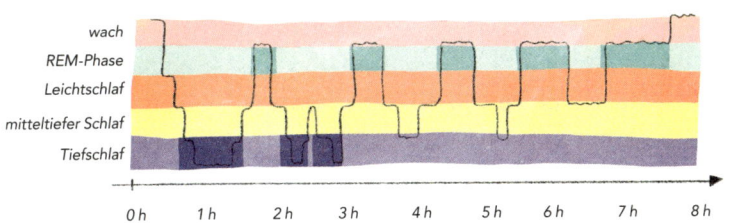

Emotionen wie Angst und Wut zuständiger Bereich im Gehirn – ist bei Schlafmangel viel aktiver, da sie von abwägenden, bewertenden Hirnrealen nicht ausreichend gebremst wird. Dadurch kannst du Situationen nicht richtig einordnen. Du brauchst also Schlaf, um deine Gefühlswelt gut ausbalancieren zu können und einen kühlen Kopf zu bewahren.

Des Weiteren wirkt sich Schlafmangel negativ auf dein Gedächtnis und dein Lernvermögen aus. Wenn du schläfst, wird das, was du zuvor im Wachzustand gelernt hast, gefestigt. Selbst ein Nickerchen wirkt hierbei schon Wunder.

Interessant ist auch, dass diverse psychiatrische Erkrankungen mit Schlafproblemen assoziiert werden, so zum Beispiel Angststörungen und Schizophrenie. Kurz gesagt: Unsere psychische Gesundheit ist stark an gesunden Schlaf geknüpft.

Aber auch der restliche Körper ist darauf angewiesen, dass wir ausreichend schlafen. So reagiert unser Körper bei einem Schlafdefizit ähnlich wie bei einer Bedrohung – er schüttet Stresshormone aus. Die Herzfrequenz steigt an, genauso wie der Blutdruck. Auf Dauer schadet das dem Herzen und dem Kreislauf. Eine Untersuchung in Griechenland hat gezeigt, dass beim Weglassen der Nachmittagsruhe das Risiko für Herzerkrankungen deutlich steigt. Selbst bei jungen, fitten Menschen geht der Blutdruck in die Höhe, wenn die Nacht um ein paar Stunden verkürzt ist.

Abgesehen davon neigen wir durch Schlafmangel zu Übergewicht, das Risiko für Diabetes steigt und unser Immunsystem kann Krankheiten deutlich schlechter abwehren.

Als wäre das alles aber nicht schon schlimm genug, werden wir von anderen Menschen auch noch als unattraktiver eingestuft, wenn wir zu wenig schlafen. Wenn du also beim nächsten Date Frühlingsgefühle bei deinem Gegenüber entfachen möchtest, dann denk vorher an deinen Schönheitsschlaf!

Sicherlich ist dir längst klar geworden, wie wesentlich der Dämmerzustand für deine Gesundheit ist. Seltsamerweise brüsten wir uns aber in der heutigen Zeit damit, wie wenig wir schlafen und wie viel Arbeit wir trotzdem erledigen können. Schlafdefizit scheint ein Maßstab für Leistungsfähigkeit zu sein. Je weniger Schlaf man benötigt, umso größer ist die Anerkennung. Der beliebte Motivationsspruch »Schlafen kannst du, wenn du tot bist« spiegelt diese Einstellung nur allzu gut wider.

Was vielen Menschen aber nicht bewusst ist: Zu wenig schlafen ist keine Tugend, sondern lebensgefährlich. Wie sehr, das zeigt sich bei einer genetischen Erkrankung, bei der Patienten plötzlich starke Schlafstörungen bekommen: die letale Insomnie. Betroffene schlafen immer weniger, bis sie die Fähigkeit zu schlafen komplett verlieren. Sie bekommen mit der Zeit häufig Gedächtnisprobleme, Herzrhythmusstörungen und Muskelzuckungen. Auch Halluzinationen und Bewusstseinsstörungen können auftreten. Schließlich versterben die Menschen, meist nach nur wenigen Monaten. Auch wenn die letale Insomnie eine sehr seltene Erkrankung ist, so zeigt sie dennoch, dass Schlaf kein Nice-to-have ist, sondern die Voraussetzung dafür, dass wir überleben.

MYTHEN DER MEDIZIN –
wahr oder falsch?

Uns wird viel erzählt

Bei aller Schönheit und Herrlichkeit – der menschliche Körper ist unglaublich kompliziert. Es hat schon seinen Grund, warum es zig Berufe gibt, die sich einzig und allein dem Wohlergehen dieses Wunderwerks widmen. Kosmetiker, Physiotherapeuten, Osteopathen, Psychologen, Fitnesstrainer, Pfleger, Ernährungswissenschaftler, Masseure, Ärzte – sie alle wollen, dass du fit und gesund bleibst beziehungsweise es wieder wirst. Sie erzählen dir, worauf du zu achten hast, was du tun musst, was du tun darfst und was du vermeiden solltest. Dabei hörst du bestimmt schon seit deiner Kindheit, was du tun und was du besser bleiben lassen solltest. Denn Erwachsene – allen voran unsere Eltern – wissen natürlich am besten, was für uns gut ist und was nicht. Ihre Ermahnungen zu missachten bringt die schlimmsten Folgen mit sich. Noch Jahre später klingelt uns der Wortlaut ihrer hartnäckigen Warnungen im Ohr, wenn wir selbst zum Erzieher werden. Was davon ist aber wahr und was ist schlichtweg Unsinn?

Mythen rund um Verdauung und Ernährung

Kaugummi verklebt den Magen

Da läufst du nichts Böses ahnend durch die Stadt und bist gedanklich bei der bevorstehenden Grillparty mit deinen Freunden. Plötzlich macht es KNATSCH – genauso wie das Wort klingt, fühlt es sich unter deinem Fuß auch an. Zwischen deinem neuen Sneaker und dem Asphalt zieht sich ein himmelblauer Kaugummi in die Länge. Der Frust ist groß. Das glibberige Etwas klebt so richtig schön fest an der Schuhsohle. Überhaupt tauchen Kaugummis immer da auf, wo man sie gerade nicht gebrauchen kann, zum Beispiel auf der Jeans, unter der Tischplatte, in den Haaren, und dort haften sie jeweils ausgezeichnet. Im Jahr 1944 hat die klebrige Substanz der Besatzung eines britischen Flugzeugs sogar das Leben gerettet. Als die Crew ein Leck entdeckte, kaute sie eilig 55 Kaugummis, um damit das Loch zu füllen. Durch die kalte Luft verhärtete die Masse und der Flieger schaffte es heil ans Ziel. Ein Kaugummi kann also ein Loch in einem Flugzeug stopfen. Dann klingt es einleuchtend, dass es auch den Magen verkleben kann, wenn man es herunterschluckt. Oder?

Die Inhaltsstoffe von Kaugummi klingen nicht gerade lecker. Vor allem Kunststoffe und Weichmacher finden sich darin, daneben auch Aromen und Zucker. Die beiden letzteren werden im Verdauungstrakt aus der Masse herausgelöst und verdaut. Mit dem Rest kann dein Körper hingegen nicht viel anfangen, also wird er wieder ausgeschieden. Dass der Kaugummi dabei aber kleben bleibt, ist sehr unwahrscheinlich. Denn deine Verdauungsorgane sind mit einer Feuchtigkeitsschicht überzogen, und daran rutscht der Kaugummi einfach vorbei.

Wenn du aber große Mengen Kaugummi in kurzer Zeit schluckst, kann es sehr wohl sein, dass die Masse verklumpt und im Verdauungstrakt stecken bleibt. Genau das ist einer Britin passiert, die täglich den Inhalt von drei Kaugummipackungen geschluckt hat. Nach dem Kauen also ab in den Mülleimer mit dem Zeug!

Mit vollem Magen geht man nicht ins Wasser

Wie gut es tut, sich an einem heißen Sommertag im kühlen Nass zu erfrischen! Wehe aber, wenn du dich gerade erst mit Würstchen und Pommes gestärkt hast! Ein kurzer sehnsüchtiger Blick zum Wasser nützt dir hier auch nicht viel. Denn mindestens seit der Grundschule weißt du, dass du nach dem Essen auf keinen Fall schwimmen gehen darfst.

Hinter diesem Mythos steht tatsächlich eine medizinische Erklärung. Während der Verdauung wird der Magen-Darm-Trakt stärker durchblutet, andere Bereiche wie Muskeln und Gehirn haben hingegen weniger Blut zur Verfügung. Die Leistungsfähigkeit nimmt ab und die Müdigkeit zu, was beim Schwimmen gefährlich werden kann. Studien zeigen bisher allerdings nicht, dass die Gefahr zu ertrinken nach dem Essen tatsächlich höher ist. Abgesehen davon kann die Regel nicht verallgemeinert werden, denn deine gesundheitliche Verfassung und auch die Art der Lebensmittel spielen eine große Rolle. Schweres, fettiges Essen beschäftigt deine Verdauungsorgane intensiver als zum Beispiel Obst. Daher solltest du am Strand, am Baggersee oder im Schwimmbad auf leichte Kost setzen.

Wenn du allerdings Zweifel hast, was deine körperliche Verfassung angeht, empfiehlt sich in jedem Fall eine Badepause von 30 bis 60 Minuten nach dem Essen. Das gilt insbesondere dann, wenn du mit einer Herz-Kreislauf-Erkrankung vorbelastet bist. Übrigens: Auch mit völlig leerem Magen solltest du nicht schwimmen gehen, denn dann hast du erst recht nicht genügend Energie.

Dreck reinigt den Magen

Der Magen ist offensichtlich ein äußerst beliebtes Organ, wenn es um Mythen geht. Seltsam ist aber, dass ein Nahrungsmittel wie Kaugummi ihm Schaden zufügen soll, Schmutz hingegen soll ihn reinigen. Irgendwas passt da nicht richtig zusammen!

Wenn wir Dreck schlucken, gelangen viele Krankheitserreger wie Bakterien, Parasiten und Pilze in unseren Magen. Dort werden sie von der Magensäure größtenteils vernichtet. Der Rest wird vom Immunsystem unschädlich gemacht. Es verhält sich also umgedreht: Der Magen reinigt den Dreck. Dabei ist es sogar wichtig, dass wir während der Kindheit mit einem gewissen Maß an Schmutz in Berührung kommen, um unsere Immunabwehr zu trainieren. Jedoch darf es nicht zu viel davon sein, weil wir sonst tatsächlich krank werden können. Eltern müssen also nicht panisch werden, wenn ihr Kind ein paar Körnchen verschluckt, solange noch genug Sand auf dem Spielplatz übrig bleibt.

Von rohem Teig bekommt man Bauchweh

Vom frisch angerührten Kuchenteig naschen – lecker! Doch dann erinnerst du dich an die Mahnung deiner Mutter, wenn du als Kind den Finger in den Teig getunkt hast: »Lass das, davon bekommst du Bauchweh!« Ob der Spruch wohl nur ein Bluff war?

Das war er nicht! Du erinnerst dich an die Story mit den Salmonellen im Tiramisu? Rohe Eier im Kuchenteig sind ebenfalls eine beliebte Quelle für diese kleinen Erreger, die dir Fieber, Bauchschmerzen und starken Durchfall bescheren können. Aber auch das Mehl im Teig kann Beschwerden auslösen. Mitunter finden sich dort nämlich Bakterien, sogenannte Shigatoxin-bildende Escherichia coli. Ihre Giftstoffe können ebenfalls zu schwerem Durchfall führen und schlimmstenfalls sogar zu Blutgerinnungsstörungen und einem Versagen der Niere. Deshalb solltest du Plätzchen- und Kuchenteig lieber erst genießen, wenn das Endprodukt aus dem Backofen kommt.

Spinat enthält besonders viel Eisen

Schon die Zeichentrickfigur Popeye wusste, dass Spinat stark macht. Angeblich enthalten die grünen Blätter Unmengen an Eisen, das für viele Prozesse in unserem Körper unentbehrlich ist. Der Mineralstoff ist zum Beispiel Bestandteil von Enzymen, er ist wichtig für den Muskelfarbstoff Myoglobin und für den roten Blutfarbstoff Hämoglobin. Bei einem Eisenmangel kommt es zu Blutarmut mit Kopfschmerzen und Schwindel, wir fühlen uns ständig müde und schwach, können uns schlecht konzentrieren, haben Haarausfall und rissige Nägel, um nur einige Anzeichen zu nennen.

Weltweit ist Eisenmangel die häufigste Mangelerkrankung. Da liegt es auf der Hand, dass man dem mit großen Mengen an Spinat entgegenwirken möchte. Doch anders als weitläufig angenommen, ist die Pflanze keine »Eisenbombe«. Mit vier Milligramm pro 100 Gramm enthält der Spinat nicht mehr Eisen als andere Gemüsesorten oder auch Nüsse und Getreide. Einen besonders hohen Eisengehalt haben vor allem tierische Produkte wie Fleisch und Innereien. Zudem kann unser Körper tierisches Eisen besser aufnehmen, sodass du bei einer rein pflanzlichen Ernährung darauf achten solltest, genügend eisenhaltige Nahrungsmittel zu essen.

Tipp: Trinke vor oder zum Essen ein Glas Orangensaft. Das darin enthaltene Vitamin C sorgt dafür, dass dein Körper Eisen besser aufnehmen kann.

Schokolade ist gut für die Nerven

Gute Nachrichten für alle Schokoholics – an diesem Mythos ist tatsächlich etwas dran! Kakao kann sowohl die Gedächtnis- als auch die Hirnleistung erhöhen. Die darin enthaltenen Stoffe, zum Beispiel Polyphenole und Flavonoide, verbessern zum einen die Durchblutung im Gehirn als auch die Kommunikation und Verbindung zwischen verschiedenen Hirnbereichen.

Bevor du nun aber Luftsprünge machst und die nächste Tafel Schokolade aufreißt: Ob diese Erkenntnisse auch bedeuten, dass Kakao schlauer beziehungsweise intelligenter macht, ist noch nicht geklärt. Hinzu kommt, dass Schokolade viel Fett und Zucker enthält. Alternativen wie Äpfel, Beeren oder Tomaten, die ebenfalls viele Polyphenole und Flavonoide enthalten, sind daher die gesündere Wahl, wenn du etwas für deine grauen Zellen tun möchtest.

Mythen rund um Leiden und Gebrechen

Bei einer Wunde hilft Pusten

Erinnerst du dich? Wenn Mutti oder Papa liebevoll auf dein blutiges Knie gehaucht haben, hat es direkt deutlich weniger wehgetan, oder?

Dabei ist das alles andere als sinnvoll. Zwar kann der Luftzug etwas Linderung verschaffen. Allerdings leben in unserem Mund Milliarden von Erregern. Forschende schätzen, dass sich dort Hunderte verschiedener Arten von Bakterien befinden. Wenn du diese auf die Verletzung pustest, kann sich die Wunde leicht entzünden.

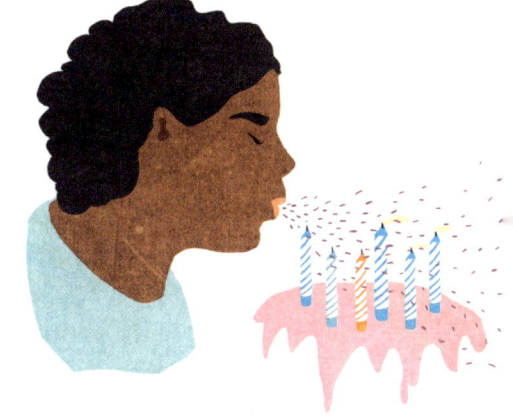

Ein Tipp am Rande: Vielleicht denkst du auch an diesen Fakt, wenn du beim nächsten Mal die Kerzen auf deiner Geburtstagstorte ausbläst und die Kuchenstücke an deine Gäste verteilst.

Fingerknacken macht Arthrose

Kennst du diese Menschen, die ständig ihre Fingergelenke knacken? Mancher reagiert ja allergisch auf das Geräusch. Meist fällt dann der Spruch, dass das schädlich sei und Arthrose, also Gelenkverschleiß, verursachen würde. Das klingt durchaus plausibel – so ein Knirschen kann ja nicht gesund sein.

Was so logisch scheint, ist allerdings falsch. Bisher gibt es keinen wissenschaftlichen Beweis dafür, dass Fingerknacken die Gelenke schädigt oder ihre Funktion auf andere Weise beeinträchtigt. Hierzu gibt es mittlerweile mehrere Studien. Die ungewöhnlichste ist sicherlich ein Selbstversuch eines Arztes, der 50 Jahre lang täglich die Gelenke seiner linken Hand knackte, um dem Mythos auf den Grund zu gehen. Auch er konnte nach fünf Jahrzehnten des Fingerknackens keine Auffälligkeiten im Vergleich zur rechten, nicht »geknackten« Hand finden. Fingerknacken ist also unbedenklich. Falls knackende Gelenke allerdings von Schmerzen begleitet werden, solltest du die Geräusche ärztlich abklären lassen.

Bei einem angestoßenen Zeh muss man nicht zum Arzt

Es ist schnell passiert. Du hast es eilig, bist auf dem Weg zu einem Termin und schon fast zur Tür hinaus – da fällt dir im letzten Augenblick ein, dass du etwas vergessen hast. Der Ofen ist noch an. Geschwind drehst du dich um und hastest durch die Wohnung. Gekonnt nimmst die Kurve … und bleibst schön mit deinem Zeh am Türrahmen hängen. Das. Tut. Weh!

Dass sich jetzt ein Arztbesuch nicht lohnt, stimmt nicht. Denn nicht immer geht ein solcher Unfall glimpflich aus. Falls der große Zeh der glückliche Gewinner ist und schmerzt, solltest du durchaus zum Arzt gehen. Denn dieser Teil des Fußes ist elementar fürs Abrollen. Ist der große Zeh gebrochen, kann es sogar sein, dass eine Operation nötig ist, um den Bruch zu korrigieren. Ist einer der anderen Zehen verletzt, kann hingegen häufig schon eine Schiene oder ein Tapeverband in Kombination mit Schonung helfen. Falls du also starke Schmerzen hast, der Zeh anschwillt, nicht mehr richtig beweglich ist oder sogar von seiner normalen Stellung abweicht, dann solltest du nicht zögern und einen Fachmann draufschauen lassen.

Krumm sitzen schadet dem Rücken

Wie viele Stunden am Tag verbringst du vor dem Bildschirm? Und wie genau sieht deine Haltung dabei aus? Variierst du häufig oder sitzt du die meiste Zeit gekrümmt vornübergebeugt da? Letzteres ist eine Haltung, die sehr häufig eingenommen wird, gerade am Schreibtisch. Meine Ballettlehrerin – die sich niemals dabei ertappen ließ, wie sie sich hinfläzte – erzählte mir früher immer, wie

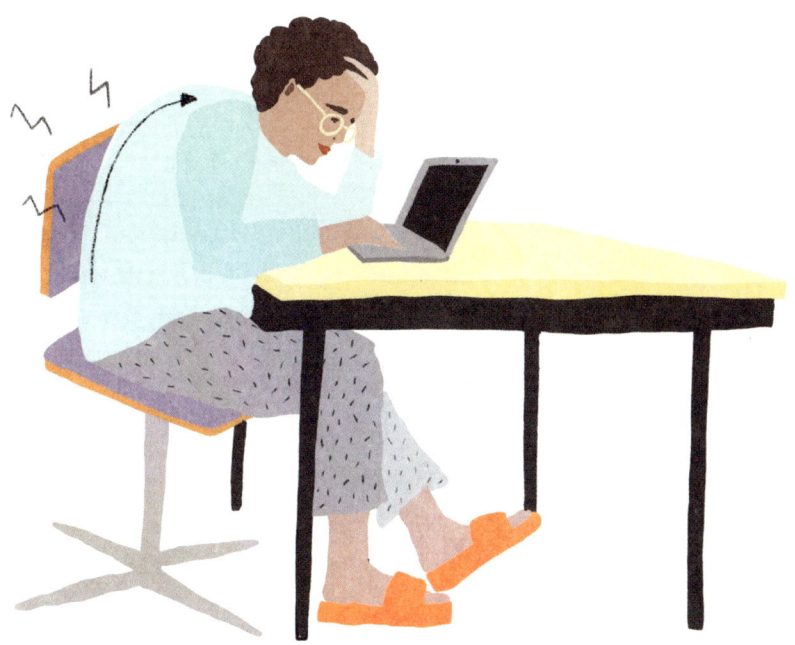

schlecht das für den Rücken sei. Sie hat recht. Eine krumme Haltung ist tatsächlich schädlich und sie ist ein Grund dafür, dass fast zwei Drittel der Deutschen innerhalb eines Jahres unter Rückenschmerzen leiden, wie eine Studie ergab.

Das Problem ist jedoch nicht, dass du dich verbiegst, sondern die dauerhaft schiefe Position. Die Muskeln verspannen sich und verkrampfen, was dir Schmerzen bereitet. Gleiches gilt auch, wenn du durchgehend kerzengerade dasitzt, als hättest du einen Stock unter dem T-Shirt. Denn eine einseitige Belastung ist niemals gut für Knochen, Gelenke und Muskulatur. Um Schmerzen und Verspannungen vorzubeugen, solltest du daher deine Haltung häufiger verändern. Zurückgelehnt belastest du deine Wirbelsäule dabei am wenigsten, weil die Lehne dich unterstützt. Wenn du deinen Körper aber besonders sorgsam behandeln möchtest, dann mache einen kurzen Spaziergang. Dieser bringt am meisten Variation in das Spiel deiner Gelenke, Bänder und Muskeln.

Mythen rund um die Augen

Lesen im Dunkeln macht die Augen kaputt

Hast du dich, als du Kind warst, auch mit einer Taschenlampe bewaffnet unter der Bettdecke verkrochen, um heimlich zu lesen, obwohl du längst schlafen solltest? Und wenn deine Eltern dich dabei erwischt haben, gab es Schelte und dazu die Warnung, du würdest damit deine Augen kaputt machen? Diese Sorge ist leider gar nicht so weit hergeholt.

Weltweit nimmt nämlich die Kurzsichtigkeit deutlich zu. Immer mehr Menschen, insbesondere junge, können in der Ferne immer schlechter sehen. Mediziner führen diesen Trend auf das viele Nahsehen zurück, zum Beispiel beim Lesen oder beim Benutzen von Smartphone und Tablet. Der ständige Blick in die Nähe regt den

Augapfel dazu an, weiter in die Länge zu wachsen. Im Grunde ist das eine Anpassungsreaktion des Auges an die Umstände.

Hinzu kommt, dass auch das Licht eine große Rolle spielt. So werden in Taiwan mittlerweile Schulstunden draußen abgehalten, damit die Kinder mehr im Freien sind. Denn Tageslicht wirkt der Entwicklung von Kurzsichtigkeit entgegen. Gerade die Kombination aus zu wenig Licht und viel Naharbeit ist also ungünstig für unsere Augen, insbesondere für Kinderaugen. Daher wird empfohlen, dass Kinder und Jugendliche täglich möglichst viel Zeit (optimalerweise etwa zwei Stunden) bei Tageslicht draußen verbringen. Die Zeit an Bildschirmen hingegen sollte begrenzt sein.

Wenn du aber den Mythos wortwörtlich nimmst, dann verhält es sich so: Lesen bei schwachem Licht ist zwar anstrengend für deine Augen. Sie ermüden schneller, werden gegebenenfalls rot und du kannst Kopfschmerzen bekommen. Kaputt gehen sie aber nicht.

Beim Schielen bleiben die Augen stehen

Diese Warnung packen Eltern immer dann aus, wenn der Nachwuchs herumalbert. Dabei ist bewusstes Schielen gar nicht so einfach. Es erfordert nämlich die Koordination verschiedener Muskeln. Jeweils sechs äußere Augenmuskeln sorgen dafür, dass wir unsere beiden Sehorgane in alle Richtungen bewegen und sie sogar leicht rotieren können.

Normalerweise bewegen wir immer beide Augen in die gleiche Richtung. So sind sie beim Blick in die Ferne parallel ausgerichtet. Betrachten wir hingegen ein Objekt in der Nähe, zum Beispiel um zu lesen, neigen sich die Augäpfel zueinander, sodass sich ihre Blickachsen kreuzen. Wenn wir bewusst schielen, verstärken wir diese Bewegung für einen Moment. Aus medizinischer Sicht ist das ungefährlich. Solltest du aber bei dir oder bei anderen bemerken, dass das Schielen unbeabsichtigt geschieht, ist ein Besuch beim Augen-

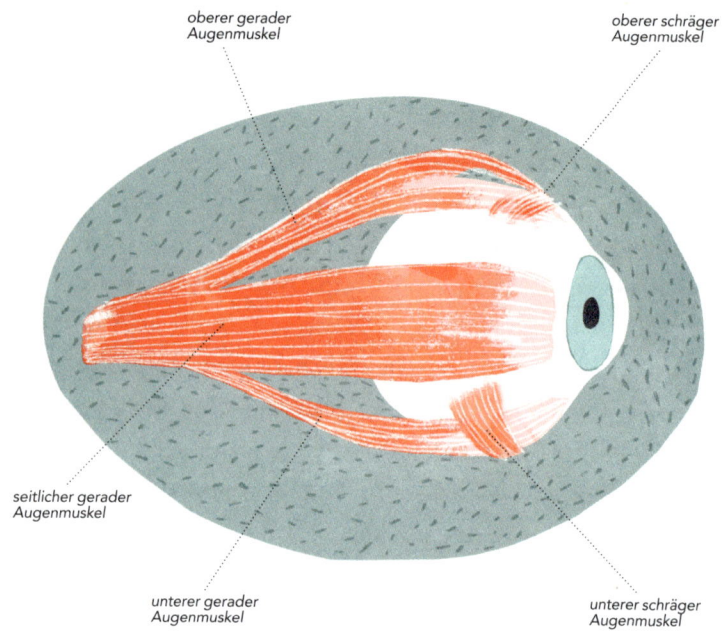

oberer gerader
Augenmuskel

oberer schräger
Augenmuskel

seitlicher gerader
Augenmuskel

unterer gerader
Augenmuskel

unterer schräger
Augenmuskel

arzt angesagt. Vor allem bei Kindern ist wichtig, dass Schielen rechtzeitig erkannt und behandelt wird, damit sich das Sehen richtig entwickeln kann.

Vom Brilletragen werden die Augen schlechter

Dieser Glaube ist so weitverbreitet, dass viele Menschen sich nicht trauen, zum Augenarzt oder zum Optiker zu gehen, um sich eine Brille anpassen zu lassen. Oder sie benutzen ihre Brille nicht, obwohl sie sie brauchen.

Allerdings ist es ein Irrglaube, dass die Augen schlechter werden, wenn man eine Brille trägt. Deinen Augen ist egal, ob eine Brille davor sitzt oder nicht. Sie werden davon nicht faul und verschlechtern sich auch nicht plötzlich (so die Theorie hinter dem Seh-Märchen). Hier brauchst du also keine Angst zu haben. Um scharf sehen zu können, ist eine Brille durchaus sinnvoll – vor allem natürlich dann, wenn du aktiv am Straßenverkehr teilnimmst. Eine Sonderstellung haben zudem Kinder: Bei ihnen sollte eine Fehlsichtigkeit auf jeden Fall korrigiert werden, da sich ihre Augen und ihre Sehleistung erst noch richtig entwickeln müssen.

Eine Kontaktlinse kann hinter das Auge rutschen

In der Augenklinik habe ich häufig Patienten untersucht, die überzeugt waren, dass ihre Kontaktlinse hinter das Auge gerutscht sei und dort feststecken würde. Dieser Mythos hält auch dann als Erklärung her, wenn eine Mücke ins Auge fliegt und sie nicht höchstpersönlich mit den Fingern wieder herausgepult wird. Eine gründliche Untersuchung und detaillierte Aufklärung, warum das anatomisch gar nicht möglich ist, nützen leider nicht immer etwas. Mancher Patient geht lieber zum nächsten Arzt, um dort dieselbe Information zu erhalten.

Hinter den Augapfel kann nichts gelangen, weil er, genauer gesagt die Bindehaut, mit dem Lid verwachsen ist. Von außen führt kein Weg am Auge vorbei, ein Fremdkörper kann also nicht dahinter rutschen. Er kann höchstens unter dem Augenlid stecken bleiben. In dem Fall kann es dann ohne ärztliche Hilfe tatsächlich schwierig werden, den Störenfried wieder loszuwerden.

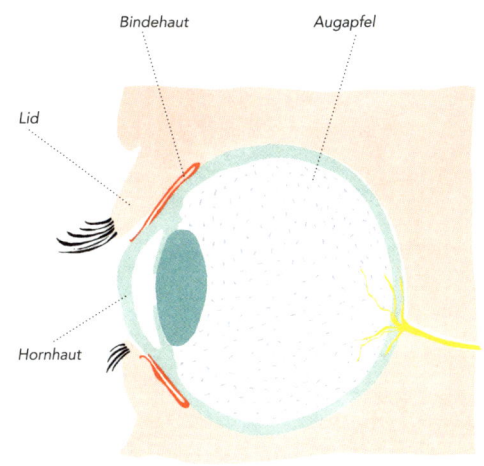

Mythen rund um die Schönheit

Schokolade macht Pickel

Diese Warnung ist echt fies. Da schmachtet dich ein leckeres Stück Schokolade an und du musst überlegen, ob du zugreifst oder ob du vernünftig bleibst, um deiner Haut Schlimmes zu ersparen.

Tatsächlich gibt es Hinweise, dass Hautunreinheiten und Pickel durch das Verspeisen von Schokolade zunehmen können. Die Studien weisen allerdings Lücken auf. Zum Beispiel stellt sich die Frage, ob das für sämtliche Arten von Schokolade gilt, also sowohl für Vollmilch als auch für weiße beziehungsweise für dunkle Schokolade. Welchen Einfluss der Kakaogehalt also konkret hat, ist bisher nicht eindeutig geklärt. Denn immerhin besteht Schokolade aus verschiedenen Komponenten, von denen jede einzelne für sich eine Rolle spielen kann.

Untersuchen haben jedoch gezeigt, dass Zucker sich negativ auf unser Hautbild auswirken kann. Wenn der Blutzuckerspiegel schnell ansteigt, werden nämlich Hormone und Wachstumsfaktoren ausgeschüttet. Diese lassen die Haut schneller verhornen und regen die Talgproduktion an. Beides sind super Voraussetzungen für Pickel. Der Zucker in der Schokolade kann für deine Haut also durchaus zum Problem werden.

Chips essen macht Pickel

Wenn Zucker schon so problematisch für die Haut ist, dann kann Fett ja auch nicht viel besser sein. Oder? Chips gehören unter anderem wegen des hohen Fettgehalts nicht zu den gesündesten Lebensmitteln. Auf 100 Gramm des Snacks kommen durchschnittlich 30 Gramm Fett. Hier kommt es aber darauf an, wie du dich insgesamt ernährst. So musst du dir keine Gedanken machen, dass die Handvoll Chips am Abend zuvor daran schuld ist, dass am nächsten

Morgen ein Pickel auf deiner Stirn prangt. Wenn du dich aber insgesamt sehr ungesund, fett- und kohlenhydratreich ernährst, dann macht sich das durchaus an deiner Haut bemerkbar.

Eindeutige Antworten auf derartige Fragen zu bekommen, ist im Übrigen oft schwierig. Dafür müssten die Teilnehmer eines Experiments über einen bestimmten Zeitraum ausschließlich Chips essen (für unser Beispiel), um beweisen zu können, dass dies tatsächlich die Ursache für die Hautveränderung ist. Das ist in der Praxis schwer umzusetzen – ganz zu schweigen von den gesundheitlichen Bedenken.

Nur Natur pur auf die Haut!

Wenn es um die Haut geht, schwören viele Menschen auf Naturprodukte. Am besten solle man sogar nur Produkte verwenden, die man auch essen kann, wie zum Beispiel Kokosöl oder Traubenkernöl. Diese Mittel wirken in der Tat antibakteriell und können somit bei Entzündungen helfen oder teilweise sogar bei Akne.

Jedoch können Naturstoffe, genauso wie synthetische Produkte, die Haut reizen, zu Ausschlägen oder Rötungen führen. Stell dir vor: Du hast ein Date und legst vorher schnell noch eine Avocado-Honig-Joghurt-Maske auf, um frisch auszusehen. Aber als du den Brei herunternimmst, siehst du plötzlich aus wie ein Vampir, der ein Sonnenbad genommen hat.

Für Naturmittel gilt also wie für chemische Produkte auch: Bevor du sie großflächig im Gesicht verteilst, teste sie an einer kleinen Stelle – zum Beispiel am Handrücken – und schau, wie deine Haut reagiert!

Zahnpasta hilft gegen Pickel

Warum teure Anti-Pickel-Produkte kaufen, wenn es auch eine herkömmliche Zahnpasta tut? Zahncreme wirkt antiseptisch, das heißt, sie wirkt keimreduzierend. Gleichzeitig entzieht sie der Haut Flüssigkeit, sodass ein Pickel mithilfe von Zahnpasta austrocknet. Es hat aber einen Grund, dass sie »Zahncreme« und nicht etwa »Hautcreme« heißt. Unglücklicherweise enthält sie nämlich verschiedene Stoffe, die nicht für unsere Pfirsichhaut gedacht sind. Zutaten wie Menthol und andere Aromastoffe können die Haut irritieren. Das brennt nicht nur, sondern die Entzündung wird auch noch begünstigt. Zusätzlich trocknet Zahnpasta schnell ein und verstopft dabei die Poren. Der Pickel kann sich somit nicht entleeren – sehr zu Freude von Bakterien, die sich weiter vermehren können, was die Entzündung weiter verstärkt. Dieser Mythos ist also falsch.

Wasser trinken macht schöne Haut

Endlich wieder mal ein Mythos, der wahr ist. Untersuchungen zeigen, dass Menschen, die ausreichend Wasser trinken, eine bessere Hautfeuchtigkeit aufweisen. Da der Körper viel Flüssigkeit bekommt, wird die Haut besser durchblutet. Dadurch wird sie mit mehr Sauerstoff und mit mehr Nährstoffen versorgt. Der Stoffwechsel wird angekurbelt und Schutz- und Abwehrmechanismen werden unterstützt. Schadstoffe können außerdem leichter abtransportiert werden. Deine Haut sieht somit nicht nur frischer aus, sondern sie ist durchaus vitaler. Ausreichend Wasser zu trinken ist also in der Tat wichtig für gesunde Haut.

Tee macht die Zähne gelb

Gehörst du auch zu den Menschen, die sich um ihr strahlendes Lächeln sorgen und deshalb weder Kaffee noch Tee trinken? Fest steht: Beide Heißgetränke sind für Verfärbungen an den Zähnen verantwortlich. Ihre Farbstoffe dringen teilweise in den Zahn ein und machen ihn mit der Zeit dunkler.

Tee hat allerdings auch positive Effekte: Fluorid, das vor allem in schwarzem Tee vorkommt, stärkt den Zahnschmelz. Außerdem hemmen spezielle Inhaltsstoffe, die sogenannten Polyphenole, die

Umwandlung von Stärke in Traubenzucker. Letzterer dient im Mund als Nahrung für Bakterien, die mit ihrer Säure die Zähne schädigen. Tee beugt also Karies vor.

Im Wasser kann man keinen Sonnenbrand bekommen …

… und deshalb kann man auch getrost auf Sonnencreme verzichten, denken sich viele Menschen.

Richtig ist, dass ein Teil der UV-Strahlen vom Wasser reflektiert wird. Das bedeutet aber, dass der Bereich deines Körpers, der sich außerhalb des Wassers befindet, von oben und von unten UV-Strahlen abbekommt. Er ist ihnen also noch stärker ausgesetzt. Abgesehen davon dringt ein Teil der Strahlung immer noch ins Nass ein und erreicht deine Haut auch hier. Durch den kühlenden Effekt des Wassers bemerken wir es aber oft nicht, wenn wir uns verbrennen. Sonnenschutz ist daher besonders wichtig! Wenn du einem Sonnenbrand vorbeugen möchtest, dann sieh dir doch noch mal die entsprechenden Tipps im Kapitel »Das geht unter die Haut!« an.

Mythen rund um Fitness und Sport

Sport hilft gegen Muskelkater

Kennst du das, wenn deine Muskeln nach dem Sport so schlimm wehtun, dass du beim Treppensteigen wie ein watschelnder Pinguin aussiehst? Egal wie sehr du versuchst, unauffällig zu gehen, es will einfach nicht gelingen. Am liebsten würdest du dich dann einfach nur hinlegen und alle viere von dir strecken. So verlockend das aber auch ist, könnte es nicht weiter von der Lösung entfernt sein. Wenn du untätig herumliegst, fühlen sich die Schmerzen nur schlimmer an. Einige Menschen setzen daher auf knallhartes Training, ganz nach dem Motto »Jetzt erst recht!«. Ist das aber wirklich das, was dein Körper in dem Moment braucht?

Muskelkater bekommst du dadurch, dass bei zu schwerer oder ungewohnter Belastung winzige Risse in den Muskelfasern entstehen, sogenannte Mikroläsionen. Dadurch kann Wasser in den Muskel hineingelangen, er schwillt an und wird gedehnt. Aus diesem Grund fühlt es sich an, als wärst du von einem Lastwagen überrollt worden. Was jetzt wirklich hilft, ist Bewegung. Allerdings ist damit keine totale Verausgabung gemeint. Ein Muskelkater will am liebsten sanft gekrault werden. Entspanntes Radeln, lockeres Jogging oder Gymnastik helfen, dass die Muskulatur sich nicht mehr so steif und hart anfühlt. Die verstärkte Durchblutung sorgt dann nämlich dafür, dass der Stoffwechsel angeregt wird und die Mikrorisse besser heilen können. Zusätzlich können ein Kirschkernkissen, ein warmes Bad oder ein Gang in die Sauna deine Beschwerden lindern. Die Wahrheit liegt also zwischen Nichtstun und Extremsport.

Noch besser ist es, Muskelkater vorzubeugen. Dafür solltest du regelmäßig trainieren und dabei die Belastung nicht abrupt, sondern nur stufenweise steigern. Außerdem hilft es, wenn du dich vor dem Sport aufwärmst.

Cellulite bekommen nur unsportliche Menschen

ODER *Cellulite haben nur Frauen* ODER *Cellulite bekommen nur dicke Menschen.* – Such dir gern einen dieser drei Mythen aus! Sie sorgen allesamt für viel Leid und Schamgefühl. Wenn du aber mal darauf achtest, dann wird dir auffallen, dass die Wahrheit ganz anders aussieht, als diese Sätze vermuten lassen.

Bei Cellulite – auch bekannt als Orangenhaut – werden aufgrund der Beschaffenheit des Unterhautfettgewebes Dellen und Wellen auf der Hautoberfläche sichtbar. Diese Hautveränderungen treten vor allem an den Oberschenkeln, am Gesäß, am Bauch und an den Oberarmen auf. Sie betreffen fast ausschließlich Mädchen und Frauen. Der Grund dafür liegt in der Struktur des Bindegewebes, das beim

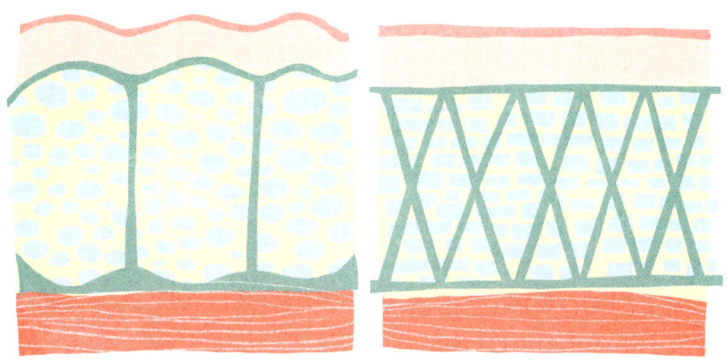

weiblichen Körper sehr flexibel sein muss. Am Bauch zum Beispiel muss es sich während einer Schwangerschaft um ein Vielfaches ausdehnen können. Damit das funktioniert, verlaufen die Kollagenstränge im Bindegewebe bei Frauen säulenartig. Dadurch können sich jedoch die Fettzellen dazwischen leichter ausdehnen und zwischen den Strängen hindurch auf die Oberhaut drücken. Da die Haut bei Frauen dünner ist als bei Männern, bekommt sie schneller Unebenheiten und Dellen. Männer hingegen bleiben weitestgehend von Cellulite verschont, da ihr Bindegewebe nicht in Säulen, sondern netzartig angeordnet und damit viel fester ist. Der zweite Mythos ist also nahezu korrekt.

Es spielt aber auch eine genetische Veranlagung eine Rolle und die Hormone haben ebenfalls Einfluss auf die Entstehung von Cellulite. So hat kann es bei Übergewicht verstärkt zu Cellulite kommen, allerdings ist es falsch, dass sie allein etwas mit dem Körpergewicht zu tun hätte. Orangenhaut kann sehr wohl bei einem schlanken Körperbau auftreten und selbst dann, wenn man eine Sportskanone ist. Der erste und der dritte Mythos sind also falsch.

Radfahren macht Männer impotent

Zu diesem Mythos gibt es unterschiedliche Ergebnisse. Einige Studien konnten keinen direkten Zusammenhang zwischen Radfahren und Impotenz finden. Andere haben hingegen gezeigt, dass, wenn der Fahrradsattel nicht richtig eingestellt ist, tatsächlich Blutgefäße und Nerven an Penis und Hoden gequetscht werden können. Diese werden dann nicht richtig durchblutet und können vorübergehend taub werden. Laut einer Untersuchung der Harvard Medical School können Männer daher ein erhöhtes Risiko für Erektionsstörungen haben, wenn sie pro Woche mehr als drei Stunden Fahrrad fahren.

Insgesamt ist die Forschung bisher der Ansicht, dass regelmäßiges Radfahren nicht der Fruchtbarkeit schadet. Wenn du aber auf Nummer sicher gehen möchtest, lohnt sich beim Sport ein Blick auf drei Aspekte:

- Die Dauer der Belastung: Vor allem bei längeren Radtouren solltest du Erholungspausen einlegen.
- Die Breite des Sattels: Wähle einen breiten Sattel, der gut gepolstert ist. Gel-Fahrradsättel werden besonders empfohlen.
- Der Typ des Rads: Die Durchblutung der äußeren männlichen Geschlechtsorgane wird bei Liegerädern weniger gedrosselt als bei herkömmlichen Bikes mit aufrechter Sitzposition. Ein – im wahrsten Sinne des Wortes – Umsatteln oder zumindest Abwechseln der Räder kann also durchaus sinnvoll sein.

Training nutzt erst nach 30 Minuten

Dieser Aberglaube wird gern als Ausrede vorgeschoben, um gar nicht erst mit dem Joggen anzufangen. Die Annahme geht wohl auf den weitverbreiteten Mythos zurück, die Fettverbrennung setze erst nach einer halben Stunde körperlicher Bewegung ein. Das stimmt jedoch nicht. Fett verbrennt der Körper sofort – in den ersten Minuten allerdings weniger. Stattdessen wird am Anfang der Kohlenhydratspeicher im Körper vermehrt angezapft. Mit der Zeit aber nimmt der Anteil der Fettverbrennung immer mehr zu und läuft nach etwa 20 bis 30 Minuten auf Hochtouren. Auch wenn am Anfang also noch nicht so viel Fett verbrannt wird, wie wir es uns wünschen, lohnt sich Sport trotzdem vom ersten Augenblick an.

Ich habe schwere Knochen

Dieser Satz huscht uns gern über die Lippen, wenn die Waage wieder mal ein paar Kilogramm zu viel anzeigt.

Unsere Knochen machen durchschnittlich etwa zwölf Prozent des Normalgewichts aus. Geschlecht, Alter, Ernährung und sportliche Aktivität nehmen hierbei Einfluss darauf, wie dicht und stabil unser Skelett ist. Nichtsdestotrotz sind die Unterschiede beim individuellen Knochengewicht aufgrund ihrer Beschaffenheit sehr gering. Auf der Waage können so maximal zwei bis drei Kilogramm mehr hinzukommen. Eine Ausrede für mehr als ein paar Pfunde zu viel auf der Waage ist das also nicht.

Und? Wie gut kanntest du dich mit den Volksweisheiten aus und wie häufig warst du überrascht, dass das Ergebnis doch anders ausfiel, als gedacht? Ein Blick darauf, was wirklich hinter den Warnungen steckt, die wir von klein auf mitbekommen, lohnt sich. So oft sich Mythen als Humbug erweisen, so häufig steckt doch auch ein Fünkchen Wahrheit darin.

DEIN ZUHAUSE –

Tu, was dir guttut

Alles ganz einfach

So schwer ist das mit der Vorsorge doch nicht! Um gesund zu leben, musst du dich einfach gesund ernähren, genügend trinken, regelmäßig Sport treiben, Stress vermeiden und ausreichend schlafen … Ach ja, und natürlich regelmäßig zu Vorsorgeuntersuchungen beim Arzt gehen. Ende des Kapitels.

Aber mal ganz ehrlich – wir alle wissen, was gesund ist und was nicht. Meistens jedenfalls. In der Theorie klingt das alles auch total logisch. Das eigentliche Problem ist die Umsetzung, irgendwie tun sich dann immer wieder Fragen auf. Was genau heißt »abwechslungsreiche Ernährung«, »genügend schlafen«, »kein Stress« und so weiter?

Ohne Superfood nix los

Wir alle kennen die Ernährungspyramide, die uns bereits zu Schulzeiten erklärt wurde. Sie besagt, in welchem Verhältnis Obst, Gemüse, Getreide- und Milchprodukte sowie Fisch, Fleisch und Süßwaren in einer abwechslungsreichen Ernährung vorkommen sollten. Sei ehrlich: Wie sehr achtest du auf die Zusammensetzung deiner Mahlzeiten? Kochst du selbst mit frischen Zutaten oder gönnst du dir meist ein Fertigprodukt aus dem Supermarkt? Achtest du darauf, vorwiegend Vollkornprodukte zu dir zu nehmen, oder ist es meist die Scheibe Toast, weil es »schnell gehen muss«? Greifst du zwischendurch häufig zu Chips und Süßigkeiten? Isst du wirklich nur so viel, wie dein Körper verlangt, oder ignorierst du dein Sättigungsgefühl zumeist? Die Antworten auf diese Fragen weisen dir bereits eine Richtung, um dich gesünder zu ernähren.

Was das Thema Ernährung mitunter erschwert: Andauernd wird irgendein neues Superfood als der Geheimtipp schlechthin angepriesen. Acai, Acerola, Chia, Quinoa und wie sie alle heißen. Dabei müssen es gar nicht immer exotische Nahrungsmittel sein, damit dein Körper das gewisse Extra an Vitaminen und Mineralstoffen

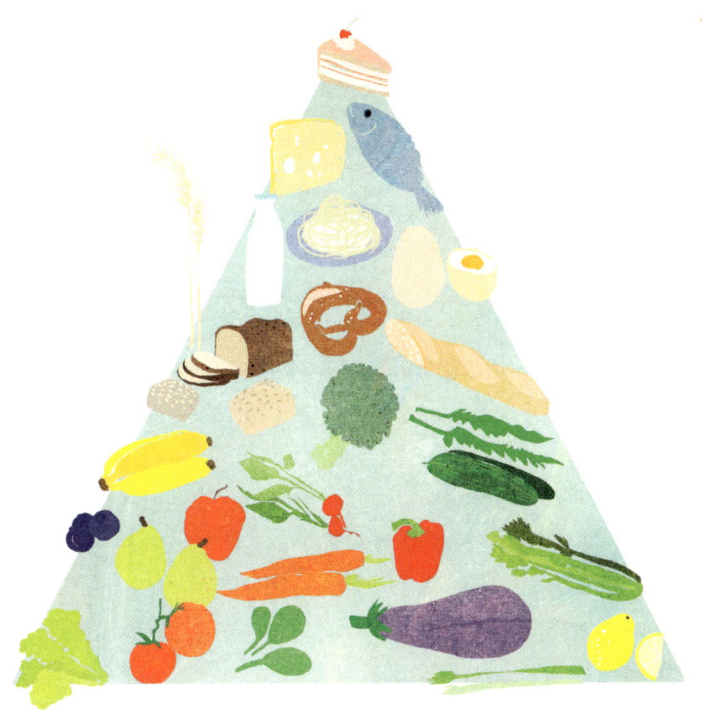

erhält. Bevor du also panisch losrennst und die neuesten Power-foods ausfindig machst, lass uns schauen, was heimische Nahrungs-mittel zu bieten haben. Diese werden nämlich oft echt unterschätzt.

Brombeeren statt Acai

Findest du nicht auch, dass Brombeeren wirklich hübsch anzu-schauen sind? Dabei haben sie auch noch richtig was »auf dem Kas-ten«. Ihre dunkle Farbe verdanken sie den sogenannten Flavonoi-den. Diese sekundären Pflanzenstoffe wirken gesundheitsfördernd. Sie können sich unter anderem positiv auf die Immunabwehr und das Herz-Kreislauf-System auswirken, den Blutdruck regulieren und sogar das Risiko für Krebs senken. Daneben enthalten Brom-beeren viele Vitamine wie Provitamin A, das für gesunde Augen wichtig ist, und Vitamin E, das als Antioxidans fungiert und die Zellen vor freien Radikalen schützt.

Sanddorn statt Acerola

Vitamin C gibt es nur in Zitrusfrüchten? Von wegen! Sanddorn enthält zehnmal so viel Vitamin C wie eine Zitrone. Auch die für ihren Vitamin-C-Gehalt gepriesene südamerikanische Acerola-Kirschen sind daher kein Muss, um deinen Vitamin-C-Bedarf zu decken. Sanddorn bringt dabei gleich weitere Vitamine mit wie Vitamin E, Provitamin A und sogar Vitamin B_{12}, das sich normalerweise fast nur in tierischen Produkten findet und für die Bildung der Blutkörperchen sowie für deine Nerven notwendig ist.

Zwar gibt es Sanddorn selten als frische Beeren zu kaufen. Ein guter Ersatz dafür ist jedoch Direktsaft. Nur wenige Löffel und du hast deinen Tagesbedarf an Vitamin C gedeckt.

Brokkoli

Das Kohlgemüse ist sehr gehaltvoll und deckt viele verschiedene Nährstoffe ab. Es enthält unter anderem Mineralstoffe wie Kalium, Kalzium, Eisen und Magnesium. Sein Vitamin K ist wichtig für Blutgerinnung und gesunde Knochen. Folsäure ist erforderlich bei der Bildung der roten Blutkörperchen sowie bei der DNA-Synthese. Außerdem enthält Brokkoli reichlich Vitamin C, das an vielen Stoffwechselprozessen beteiligt ist und antioxidativ wirkt.

Leinsamen statt Chiasamen

Eine leckere Frühstücksbowl mit Chia… äh, Leinsamen! Als Samen einer der ältesten Kulturpflanzen der Welt dienten Leinsamen bereits im antiken Griechenland als Heilmittel. Darin sind reichlich Schleimstoffe enthalten, die im Darm Wasser binden und aufquellen, was für ein Sättigungsgefühl sorgt. Außerdem regen Leinsamen die Verdauung an und eignen sich gut gegen Entzündung und Verstopfung. Damit sie ihre Wirkung optimal entfalten können, solltest du ausreichend trinken.

Das richtige Maß

Sicherlich ist es schwierig, sich permanent vorbildhaft zu ernähren. Bei einer gesunden Ernährung geht es gar nicht so sehr darum, dir alles zu verbieten, was ungesund ist. Strenge Diäten und Regeln, die du gerade so einhalten kannst, klappen vielleicht kurzfristig. Auf Dauer aber wird es schwierig und kann sogar belastend sein, sodass nicht wenige Menschen verzweifeln und aufgeben. Nimm dir lieber kleine Schritte vor, wenn du etwas an deiner Ernährung ändern möchtest. Lege besser mal einen »Cheat-Day« ein, um dich dann wieder ausgewogen zu ernähren, anstatt dich dafür zu peinigen, dass du auch nur an Eiscreme und Fruchtgummi gedacht hast. Bei Essen geht es um das richtige Maß, den achtsamen Umgang damit und schließlich auch um Genuss.

Vor allem, was Omega-3-Fettsäuren und Proteine betrifft, werden seit einiger Zeit Chiasamen angepriesen. Bei diesen Inhaltsstoffen, die zum einen bei der Bildung von Zellen und Hormonen beteiligt sind und zum anderen Energie sowie Baumaterial liefern, sind Leinsamen jedoch die gehaltvollere Wahl.

Beachten solltest du allerdings Folgendes: Die in den Samen enthaltenen sogenannten cyanogenen Glykoside können im Körper in giftige Blausäure umgewandelt werden. Deshalb solltest du nicht mehr als 15 Gramm Leinsamen pro Mahlzeit zu dir nehmen.

Hirse statt Quinoa

Die südamerikanische Urpflanze Quinoa ist aufgrund ihres hohen Protein- und Eisengehalts ein beliebtes Trendfood. Du kannst jedoch auch jederzeit die heimische Hirse verwenden. Sie enthält durchschnittlich sogar eine größere Menge an Eisen und bezüglich des Proteingehalts liegt sie nur knapp hinter Quinoa. Mit unter anderem vielen Mineralstoffen und B-Vitaminen sowie Provitamin A ist Hirse definitiv eine sinnvolle Alternative.

Honig

Honig ist ein interessantes Lebensmittel. Ob als Brotaufstrich, als Süßungsmittel im Tee oder einfach nur so gelöffelt – Honig kann was! Über 180 verschiedene Inhaltsstoffe sind darin zu finden. Er besteht zu etwa 75 Prozent aus Frucht- und Traubenzucker und zu 20 Prozent aus Wasser. Der Rest sind Proteine, Mineralien, Vitamine und Enzyme. Honig enthält viele Antioxidantien, die wichtig für das Herz-Kreislauf-System sind. Des Weiteren verbessert er die Blutfettwerte, was deinen Blutgefäßen zugutekommt. Schließlich hilft er sehr gut bei Erkältungssymptomen, vor allem bei Husten, sodass englische Ärzte ihn sogar als Ersttherapie verwenden, noch bevor sie Medikamente verschreiben. Daneben werden bestimmte Honigsorten wegen der keimabtötenden Wirkung in der Wundheilung eingesetzt. Mit diesen vielfältigen Wirkungen ist Honig nicht nur ein Genussmittel, sondern definitiv ein Superfood!

So viel solltest du schlafen

Warum Schlaf lebenswichtig ist, hast du im Kapitel »Schlafen kannst du, wenn du tot bist?« bereits erfahren. Aber wie lange musst du eigentlich schlafen, um gesund zu bleiben?

Um körperlich und geistig fit und leistungsfähig zu sein, benötigt dein Körper etwa acht Stunden Schlaf. Wenn du weniger als sieben Stunden schläfst, kann dein Gehirn am nächsten Tag nicht richtig arbeiten. Nun erwiderst du vielleicht, dass du dich auch nach sechs Stunden Schlaf oder weniger total frisch fühlst. Tatsächlich gibt es einige Menschen, denen so wenig Schlaf genügt und die dennoch fit sind. Wahrscheinlich deshalb, weil sie eine ganz besondere Variante des Gens DEC2 besitzen. Jedoch betrifft das nur etwa ein Prozent der Menschen, also die allerwenigsten. Es ist wirklich keine Schande, sondern die Regel, wenn du zu den Menschen gehörst, die nach einer kurzen Nacht keine Höchstleistungen erbringen können.

Aber findest du es nicht auch seltsam, dass wir unser Verhalten jeden Tag wiederholen? Wir werden müde, gehen schlafen, um am nächsten Morgen wieder aufzuwachen. Woher weiß unser Körper, dass es Zeit ist zu schlafen oder Zeit, wieder wach zu werden? Und warum fällt es uns manchmal besonders schwer, morgens aus dem Bett zu kommen?

Warum wir müde werden

Um müde zu werden, brauchen wir zwei Dinge. Zum einen die innere Uhr, die in einem 24-Stunden-Takt läuft und sämtliche Abläufe im Körper synchronisiert. So werden die Körpertemperatur, der Stoffwechsel, die Hormonausschüttung und der Appetit von ihr beeinflusst. Aufgrund der inneren Uhr können wir auch immer ungefähr sagen, wie viel Uhr es ist und wann es Zeit ist, zu essen oder zu schlafen. Die innere Uhr folgt einem zirkadianen Rhythmus, dabei heißt »zirkadian« übersetzt »ungefähr ein Tag«. »Ungefähr« deshalb, weil unser Rhythmus ohne das Sonnenlicht eigentlich etwas länger als 24 Stunden gehen würde. Durch die Sonne wird er aber nach unten korrigiert.

Die zentrale Schaltstelle der inneren Uhr befindet sich im Gehirn, es ist der sogenannte Nucleus suprachiasmaticus. Dieser fängt Signale vom Tageslicht ab, die von dem Auge über den Sehnerv ins Gehirn geleitet werden. Er steuert eine Vielzahl von Körperfunktionen und beeinflusst auch die Produktion des Botenstoffs Melatonin. Melatonin wird mit der einsetzenden Abenddämmerung von der Zirbeldrüse ausgeschüttet. So bekommt der Körper ein Signal, dass es Zeit ist zu ruhen. Der Blutdruck sinkt, genau wie unser Energieverbrauch und die Körpertemperatur. Mit den ersten Sonnenstrahlen am Morgen wird die Melatoninausschüttung gestoppt und wir werden wach. Bei Menschen, die nicht sehen können, gibt es häufiger Probleme mit dem Schlaf-Wach-Rhythmus, da die innere Uhr Licht benötigt. Nichtsdestotrotz kann sie durchaus auch bei Blindheit funktionieren, denn soziale Aktivitäten sowie Essen oder körperliche Tätigkeit können ebenfalls als Zeitgeber fungieren.

Der zirkadiane Rhythmus mit dem Melatonin als Hauptdarsteller ist also der erste wichtige Punkt, damit wir wissen, wann Schlafenszeit ist.

Der zweite wichtige Faktor ist Adenosin. Im Laufe des Tages überschwemmen mehr und mehr Moleküle von dieser Substanz unser Gehirn. Die Müdigkeit beziehungsweise der sogenannte

Warum Kaffee wach hält

Den steigenden Adenosinspiegel können wir ausbremsen, und zwar mit einer Substanz, die eben deshalb fester Bestandteil der Alltagsroutine vieler Menschen ist: Koffein. Koffein besetzt den Adenosinrezeptor im Gehirn, somit merken wir nicht, dass wir müde sind. Aber das ist tückisch. Denn das Koffein hat eine Halbwertzeit von etwa vier bis sieben Stunden. Sobald die Wirkung endet, sind wir plötzlich extrem müde. Dann docken die ganzen angesammelten Adenosinmoleküle an die Rezeptoren an und wir erleben den sogenannten Koffein-Crash. Der Körper holt sich jetzt das, was er unbedingt braucht.

Schlafdruck nimmt dadurch immer mehr zu. Nach etwa 16 Stunden ist der Höhepunkt erreicht, weswegen wir die Augen kaum noch offen halten können und schlafen wollen. Während des Schlafes wird das Adenosin dann wieder abgebaut.

Von Eulen und Lerchen

Eigentlich kann es ja gar nicht so schwer sein, sich an die acht Stunden Nachtruhe zu halten und immer früh genug schlafen zu gehen, um morgens in der Schule oder auf der Arbeit hellwach zu sein. Ganz so einfach ist das aber leider nicht, denn der zirkadiane Rhythmus ist nicht für jeden gleich. Bestimmt hast du schon mal von den Lerchen und Eulen gehört. Die Lerchen, auch Frühaufsteher oder Morgentypen genannt, sind bereits am frühen Morgen einsatzfähig und geistig in Höchstform, allerdings bereits gegen 21 oder 22 Uhr wieder müde. Die Eulen oder Abendtypen hingegen sind erst um die Mittagszeit herum allmählich ansprechbar, dann allerdings bis weit nach Mitternacht hellwach. Letztere werden oft als faul abgetan, weil die Arbeitszeiten oder auch die Anfangszeiten in der Schule nicht für Eulen gemacht sind. Dabei ist ihr Gehirn morgens einfach nicht richtig leistungsfähig, die kognitiven Fähigkeiten sind zu dieser Zeit noch am Dösen. Zu den Abendtypen gehört aber immerhin jeder Dritte, etwa 40 Prozent der Menschen sind Morgentypen und die übrigen 30 Prozent sind Mischtypen.

Das Interessante ist, dass es durchaus einen Zweck erfüllt, dass es verschiedene Chronotypen – also Lerchen und Eulen – gibt. Bereits bei unseren Vorfahren gab es diese Unterschiede, was die Zeit, während der eine Familie ungeschützt war, auf ein Minimum beschränkte. Wenn alle Familienmitglieder zur selben Zeit schlafen gegangen wären, um ihre acht Stunden Schlaf einzufordern, hätten Raubtiere leichtes Spiel gehabt. Die schlechte Nachricht ist: Wirklich aussuchen kannst du dir deinen eigenen Chronotyp leider nicht. Denn das ist genetisch festgelegt. Es gibt aber auch eine gute Nachricht: Nun hast du immer eine Ausrede für zu Hause, die Schule oder den Job, wenn du morgens nicht aus den Federn kommst.

Stressfrei durchs Leben

Stressfrei leben! Wege aus dem Stress! Endlich stressfrei! Sport, Meditation, Entspannungsapps, Tricks für positive Gedanken, Selbstmanagement-Methoden – wie soll man sich bei diesem Überangebot an »Stress dich nicht!«-Tipps denn bitte entspannen?

Versteh das nicht falsch. Natürlich ist es wichtig, ein gewisses Maß an innerer Ruhe und Gelassenheit zu haben. Denn Stress wirkt sich bekanntlich negativ auf deine Gesundheit aus. Wenn die berüchtigten Stresshormone Adrenalin und Cortisol deinen Körper im Griff haben, nimmt das Übel seinen Lauf. Das Herz schlägt schneller, die Blutgefäße verengen sich, der Blutdruck schießt in die Höhe, dein Körper ist bereit für Flucht oder Kampf. Wenn du dich nicht ausreichend von der Stresssituation erholen und regenerieren kannst und die Stresshormone permanent aktiv sind, dann leidet dein Körper mit der Zeit darunter. Deine Leistungsfähigkeit nimmt ab, das Immunsystem wird geschwächt und die Wahrscheinlichkeit, krank zu werden, wird größer. Somit erhöht Stress das Risiko, einen Schlaganfall oder Herzinfarkt zu bekommen und sogar einen Burnout zu erleiden, um nur ein paar mögliche Folgen zu nennen.

Stress ist auch nützlich

Dabei brauchen wir Stress, um Anforderungen, die an uns gestellt werden, gerecht zu werden. Was außerdem gerne verdrängt wird, ist die Tatsache, dass es auch positiven Stress gibt, den sogenannten Eustress. »Positiver Stress« mag im ersten Moment wie ein Widerspruch in sich klingen. Ob für dich jedoch eine Situation negativ oder positiv stressig ist, liegt vor allem daran, wie du sie bewertest und wie lange sie andauert. Wenn du dich einer Herausforderung gewachsen fühlst, lassen dich die Stresshormone konzentriert und fokussiert sein. Du bist leistungsfähig und fühlst dich motiviert und zufrieden. Positive Stressoren können ein neuer Job sein, ein anstehender Urlaub oder auch die Geburt eines Kindes. Selbst wenn du

Entspannungsübung

Wenn du etwas mehr Ruhe in deinen Tag bringen möchtest, musst du nicht zwangsläufig die Yogamatte vor dem Schreibtisch deiner Arbeitskollegin ausrollen. Selbst ohne das perfekte Sportequipment zu besitzen oder das 300-seitige Anleitungsbuch für Meditation gelesen zu haben, kannst du bereits mit kleinen Dingen dafür sorgen, dass du ausgeglichener wirst. In Büro oder Bahn wenig auffällig und dennoch wirksam ist zum Beispiel folgende Entspannungsübung:

- Setze oder stelle dich bequem hin und lenke deine Aufmerksamkeit auf deine Atmung.
- Wenn du möchtest, schließe deine Augen.
- Atme nun durch die Nase bewusst tief ein und aus.
- Bei jedem Ausatmen sprichst du innerlich ein Wort, das dich entspannt, zum Beispiel »Ruhe« oder »Lass los!«.
- Alternativ kannst du auch einfach darauf achten, wie sich die Luft anfühlt, wenn sie an deinen Nasenflügeln vorbeizieht.
- Wenn du merkst, dass deine Gedanken abweichen, lenkst du sie einfach wieder zurück auf den Moment.
- Du wiederholst das so lange, bis du dich ruhiger fühlst.

verliebt bist, ist das zwar Stress für deinen Körper, aber auf schöne Weise. Du nimmst diese Situationen nicht als belastend wahr, sondern bist buchstäblich beflügelt.

Ob du einen Stressor wirklich als positiv empfindest, hängt natürlich immer davon ab, wie du dich körperlich und geistig gerade fühlst. Wenn du gerade schlapp und krank zu Hause liegst und eigentlich deinen Mittelmeerurlaub, auf den du dich seit Wochen freust, planen musst, kann auch diese Aufgabe anstrengend für dich sein. Ebenso kann lang anhaltender Stress zu einer Dauerbelastung werden. Sobald du dann das Gefühl hast, einer Herausforderung nicht gewachsen zu sein, schlägt der Eustress in Distress um, also negativen Stress. Dabei können nicht nur äußere Einflüsse belastend sein, sondern auch Streit mit Freunden oder der Familie und sogar deine eigenen Gedanken. Zum Beispiel dann, wenn du dich um deine Zukunft oder Gesundheit sorgst.

Du siehst: Die Grenzen zwischen Eu- und Distress sind fließend. So kann beispielsweise eine Tätigkeit, die du eigentlich leidenschaftlich gerne tust, negativen Stress verursachen, wenn du auf Dauer sehr viel Zeit dafür opferst und wenig auf Entspannung achtest. Deshalb ist es wichtig, dass du Warnzeichen wie Kopfschmerzen, Erschöpfung und Nervosität ernst nimmst. Genügend Ruhepausen, Sport und Schlaf helfen dir, die Mitte zwischen Herausforderung und Regeneration zu finden. Überhaupt tut es dir gut, wenn du dich darin übst, die Dinge gelassen zu nehmen – sofern das Ziel »Endlich stressfrei!« nicht zum Zwang wird und du dich damit stresst.

Das Geheimnis ewigen Lebens

Auch wenn du alle Gesundheitstipps der Welt befolgst, so wird dir eines nicht erspart bleiben: Wir alle sterben irgendwann, denn wir altern. Die Frage ist nur, wie schnell wir das tun. Der Mensch sucht schon seit Ewigkeiten nach Möglichkeiten, dem Tod zu entkommen, und auch heute noch ist es eine große Frage in der Wissenschaft, wie man das Altern verhindern oder wenigstens hinauszögern kann.

Bereits die griechische Mythologie hat sich mit dem Thema Unsterblichkeit beschäftigt. In der Göttersage bittet Eos, die Göttin der Morgenröte, den Göttervater Zeus um ewiges Leben für ihren Geliebten Tithonos. Zeus erfüllt den Wunsch und Tithonos lebt ewig. Allerdings altert er dabei unaufhörlich, denn diesen Punkt hatte Eos bei ihrer Bitte nicht bedacht. Unsterblichkeit scheint es auch im Tierreich zu geben. Die Qualle Turritopsis dohrnii zum Beispiel altert nicht, weil sie ausgediente Zellen immer wieder in junge verwandeln kann. Und in der Antarktis gibt es einen Schwamm, der unsterblich zu sein scheint. Immerhin ist er schon 10.000 Jahre alt.

Wir Menschen werden leider nicht ganz so alt. Die älteste Person, die jemals gelebt hat, ist eine Französin, die im Alter von 122 Jahren starb. Die heutige Lebenserwartung liegt im Durchschnitt bei 80 Jahren. Trotz medizinischen Fortschritts, verbesserter Hygienestandards und besserer Lebensmittel wird unser Körper alt und gebrechlich. Denn unsere Zellen altern, das können wir nicht verhindern. Unsere Körperzellen erneuern sich im Laufe unseres Lebens ständig, sie reparieren entstandene Schäden, sterben ab und es bilden sich neue Zellen. Aber je älter die Zellen werden, umso schlechter funktioniert das. Irgendwann können sie sich nicht mehr ausreichend erneuern und gehen zugrunde. So werden wir mit zunehmendem Alter kränker, schwächer und sterben letztlich. Dabei wirkt es beschleunigend, wenn Zellen permanent Stress ausgesetzt sind – zum Beispiel Tabakrauch, UV-Strahlung oder radioaktiven Strahlen.

Nun gibt es aber sogenannte Blue Zones. Das sind Regionen, in welchen die Menschen extrem alt werden und dabei lange fit bleiben. Auf der griechischen Insel Ikaria zum Beispiel werden die Menschen im Schnitt etwa acht Jahre älter als der Rest der Welt und sind dabei bis ins hohe Alter körperlich und psychisch deutlich gesünder. Teil des Geheimnisses scheinen Ernährung und Lebensstil zu sein. Die Einwohner essen viele Kartoffeln, Bohnen und ein Wildgemüse namens Horta. Sie halten regelmäßig Mittagsschlaf, sind noch lange sexuell aktiv und halten sich körperlich fit, indem sie viele Wege zu Fuß zurücklegen. Eine weitere Blue Zone ist die Region Okinawa in Japan. Auch dort ernähren sich die Menschen überwiegend pflanzlich. Sie haben bis ins Alter ein sehr gutes soziales Netzwerk und sind ebenfalls viel zu Fuß unterwegs.

Die Forschung beschäftigt sich intensiv mit diesem Thema. Eine Möglichkeit, ewiges Leben zu erlangen, könnte zum Beispiel die Kryonik sein. Hierbei wird der Körper bei minus 196 Grad Celsius eingefroren. Irgendwann später soll er wieder aufgetaut werden. Das Problem ist jedoch noch, dass die Zellen beim Auftauen kaputtgehen. Eine andere Option könnte die Thymustherapie sein. Du erinnerst dich an das Organ im Brustkorb, das Bries, welches gerne als Delikatesse im Restaurant angeboten wird? Es ist ja weitestgehend im Kindes- und Jugendalter aktiv. Indem es später reaktiviert wird, kann das biologische Alter herabgesetzt werden. Neun Studienteilnehmer wurden so im Schnitt etwa eineinhalb Jahre jünger. Ein wiederum anderes Forschungsteam hat entdeckt, dass in Hungerphasen »Langlebigkeitsgene« aktiviert werden, die die Lebensdauer von Zellen erhöhen – zumindest bei Mäusen.

So vielversprechend einige Experimente klingen mögen – bisher sind wir noch weit vom ewigen Leben entfernt. Wir können weder verhindern, dass wir krank werden, noch dass wir alt werden und sterben. Nichtsdestotrotz kannst du selbst einiges dafür tun, dass du dich in deinem Körper wohlfühlst und möglichst lange gesund bleibst. Das nötige Wissen dafür hast du nun ja und vielleicht tröstet dich auch folgender Gedanke: Je älter wir werden, umso reifer und reflektierter werden wir. Und ist das Leben nicht auch dadurch erst interessant und vor allem wertvoll, dass es begrenzt ist?

Dein Körper – dein Zuhause

Die Fülle der Informationen in diesem Buch ist viel zu groß, um sich alles bis aufs Letzte zu merken. Keine Sorge – auch ein Arzt muss hier und da Fakten nachlesen und sich Dinge wieder in Erinnerung rufen, die er eigentlich bereits gelernt hatte. Das Gehirn schafft einfach regelmäßig Platz für Neues und speichert ohnehin nur einen Bruchteil von dem, was darauf einprasselt.

Womöglich erinnerst du dich aber dennoch hin und wieder an ein aufschlussreiches Detail aus diesem Buch, das dir in diesem Moment dienlich ist und dir dabei hilft, gewisse Prozesse in deinem Körper besser zu verstehen. Vielleicht sind nun auch Besuche beim Arzt weniger undurchsichtig. Oder dir fällt eine unterhaltsame Anekdote aus Medizin und Wissenschaft in genau dem Moment ein, wenn du eine unangenehme Pause im Gespräch überbrücken möchtest. Wofür auch immer du die vielen Erklärungen und Fakten gebrauchen kannst – sie sind dir hoffentlich nützlich und erleichtern dein Leben. Vor allem hoffe und wünsche ich dir jedoch, dass sie dir dabei helfen, dass du gut auf dich achtest, deinen Körper schätzt und dich darin so richtig zu Hause fühlen kannst.

Bücher und Links

Bücher, die weiterhelfen

Adler, Yael: *Darüber spricht man nicht. Weg mit den Körpertabus.* Droemer

Adler, Yael: *Haut nah. Alles über unser größtes Organ.* Droemer

Eßwein, Jan: *Achtsamkeitstraining.* Gräfe und Unzer

Fischer, Ellen: *Verspannungen sanft lösen.* Humboldt

Greger, Michael: *How Not To Die.* Unimedica

Mannschatz, Marie: *Meditation.* Gräfe und Unzer

Parker, Steve u.a.: *Big Ideas – Das Medizin-Buch.* Dorling Kindersley

Parker, Steve: *Kompaktatlas menschlicher Körper.* Dorling Kindersley

Schöbel, Christoph / Wiater, Alfred: *Ticken Sie richtig? Wie Sie zu Ihrem gesunden Schlaf-Wach-Rhythmus finden.* Scorpio

Walker, Matthew: *Das große Buch vom Schlaf.* Goldmann

Wimmer, Johannes: *Die 3 großen Fitmacher.* Gräfe und Unzer

Wimmer, Johannes: *Medizin – endlich verständlich.* Gräfe und Unzer

Interessante und nützliche Links

Ein umfassendes medizinisches Nachschlagewerk für Verbraucher: *www.msdmanuals.com/de-de/heim*

Informationen zu Gesundheitsfragen und Pflege; Möglichkeit zur Arztsuche nach verschiedenen Kriterien: *www.gesund.bund.de*

Informationen zu verschiedenen Themen rund um die Gesundheit: *www.gesundheitsinformation.de*

Informationen zur inneren Medizin; Möglichkeit zur Arzt- und Kliniksuche: *www.internisten-im-netz.de*

Alles rund um den gesunden Schlaf: *www.schlaf.org*

Informationen rund um Ernährungsfragen des Bundeszentrums für Ernährung (BZfE): *www.bzfe.de*

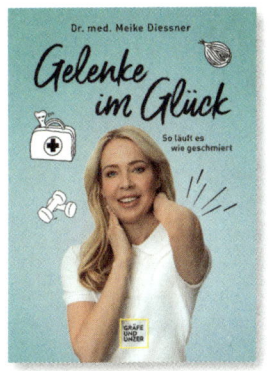
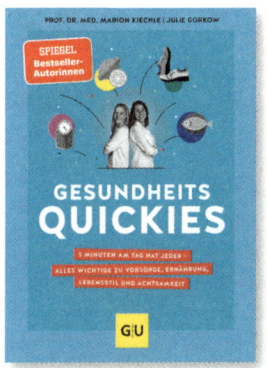
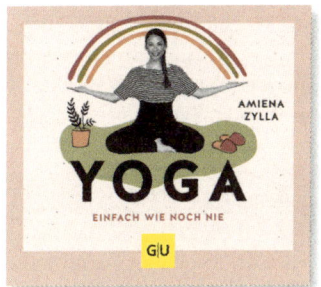
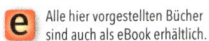
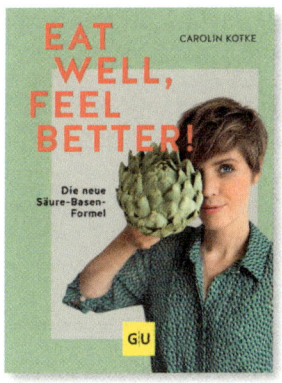
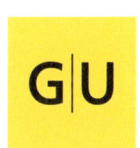

IMPRESSUM

© 2022 GRÄFE UND UNZER VERLAG GmbH, Postfach 860366, 81630 München

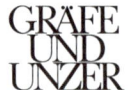

Gräfe und Unzer ist eine eingetragene Marke der GRÄFE UND UNZER VERLAG GmbH, www.gu.de
ISBN 978-3-8338-8265-4
1. Auflage 2022

Projektleitung: Stella Schossow
Lektorat: Annette Gillich-Beltz
Bildredaktion: Simone Hoffmann
Umschlaggestaltung: ki36 Editorial Design, München, Bettina Stickel
Layout: Martina Baldauf, München; durch den Setzer adaptiert
Herstellung: Martina Koralewska
Satz: Christopher Hammond
Repro: LUDWIG:media, Zell am See
Druck und Bindung: Livonia Print, SIA

Umwelthinweis:

Nachhaltigkeit ist uns sehr wichtig. Der Rohstoff Papier ist in der Buchproduktion hierfür von entscheidender Bedeutung. Daher ist dieses Buch auf PEFC-zertifiziertem Papier gedruckt. PEFC garantiert, dass ökologische, soziale und ökonomische Aspekte in der Verarbeitungskette unabhängig überwacht werden und lückenlos nachvollziehbar sind.

Bildnachweis:

Cover: Teresa Rothwangl
Illustrationen: Eva Wünsch und Luisa Stoemer
S. 7, 8, 9, 20: Teresa Rothwangl
Syndication: www.seasons.agency

Wichtiger Hinweis

Die Gedanken, Methoden und Anregungen in diesem Buch stellen die Meinung bzw. Erfahrung der Verfasserin dar. Sie wurden von der Autorin nach bestem Wissen erstellt und mit größtmöglicher Sorgfalt geprüft. Sie bieten jedoch keinen Ersatz für persönlichen kompetenten medizinischen Rat. Jede Leserin, jeder Leser ist für das eigene Tun und Lassen auch weiterhin selbst verantwortlich. Weder Autorin noch Verlag können für eventuelle Nachteile oder Schäden, die aus den im Buch gegebenen praktischen Hinweisen resultieren, eine Haftung übernehmen.

GRÄFE UND UNZER

Ein Unternehmen der
GANSKE VERLAGSGRUPPE